Prof. Dr. Peter Kimmig / PD Dr. Dieter Hassler /
Prof. Dr. Rüdiger Braun
Zecken

Autorenverzeichnis

Prof. Dr. med. Dr. rer. nat. Peter Kimmig
Landesgesundheitsamt Baden-Württemberg
Wiederholdstraße 15
70174 Stuttgart

PD Dr. med. Dieter Hassler
Untere Hofstatt 3
76703 Kraichtal

Prof. Dr. med. Rüdiger Braun
Medizinisch-diagnostisches Gemeinschaftslabor
Prof. G. Enders und Kollegen
Rosenbergstraße 85
70193 Stuttgart

Prof. Dr. Peter Kimmig / PD Dr. Dieter Hassler /
Prof. Dr. Rüdiger Braun

Zecken

Kleiner Stich mit bösen Folgen

Ratgeber Ehrenwirth

Die Deutsche Bibliothek – CIP-Einheitsaufnahme

Kimmig, Peter:
Zecken : kleiner Stich mit bösen Folgen / Peter Kimmig ;
Dieter Hassler ; Rüdiger Braun. –
München : Ehrenwirth, 2000
(Ratgeber Ehrenwirth)
ISBN 3-431-04018-7

ISBN 3-431-04018-7
© 2000 by Verlagsgruppe Lübbe GmbH & Co. KG
Internet: www.ehrenwirth.de
Redaktionelle Bearbeitung: Manfred Grauer, Fürstenfeldbruck
Umschlag: Rainald Schwarz, München
Umschlagfotos: Tony Stone, München
Satz: ew print & medien service gmbh, Würzburg
Druck: Schoder Druck, Augsburg
Printed in Germany

Inhalt

Vorwort

Der Herr der Ratten und der Mäuse,
Der Fliegen, Zecken, Wanzen, Läuse

So nennt sich Mephistopheles selbst (fast) wörtlich in Faust I, »Studierzimmer«. Daraus läßt sich unschwer ermessen, daß derartiges »Ungeziefer« in der breiten Bevölkerung keinen hohen Stellenwert genießt und selbst in der Medizin oft vernachlässigt wird.

Wie kommt man als Mediziner dazu, sich ausgerechnet mit Zecken zu beschäftigen? Was kann man an diesen Tieren finden, die nicht nur wenig attraktiv aussehen, sondern als Parasiten auch noch von vornherein mit einem negativen Image belastet sind? Es fällt vielleicht schwer zu glauben, aber Zecken haben viel Interessantes zu bieten. Schon aus biologischer Sicht weisen sie faszinierende Eigenschaften auf, wie etwa ihre speziellen Anpassungen an das parasitäre Leben; ihre überragende medizinische Bedeutung indessen verdanken Zecken ihrer enormen Kompetenz als Überträger der verschiedensten Infektionserreger.

Man kann sich dem Thema »Zecken und durch Zecken übertragene Infektionen« von verschiedenen Seiten nähern. So kommen auch die drei Autoren, die sich in diesem Buch zusammengefunden haben, fachlich aus unterschiedlichen Richtungen:

Peter Kimmig hat nach dem Medizinstudium noch ein Studium der Biologie mit abschließender Promotion absolviert; seine Spezialausbildung hat er auf dem Gebiet Parasitologie durchlaufen und hat für dieses Fach eine Honorarprofessur an der Universität Stuttgart-Hohenheim inne. Seine heutigen Interessen und Arbeitsschwerpunkte liegen allgemein auf dem Gebiet der Infektiologie, aber natürlich mit deutlichen Vorlieben für den biologisch-parasitologischen Bereich. So werden im Landesgesundheitsamt Baden-Württemberg, seiner Arbeitsstätte, umfangreiche epidemiologische Studien an Zecken, Mäusen und Milben durchgeführt.

Dieter Hassler hat eine eigene Arztpraxis und bringt demzufolge große eigene klinische Erfahrungen mit. Sein spezielles wissenschaftliches Arbeitsgebiet liegt auf dem Gebiet der Lyme-Borreliose, ein Thema, mit dem er sich an der Universität Heidelberg habilitiert hat. Als Lehrbeauftragter der Universität Heidelberg gilt sein Interesse aber darüber hinaus sämtlichen Infektionskrankheiten, denen er sich vor allem nachts am Internet widmet. Zu guter Letzt ist er auch noch vom Bazillus der Biologie befallen und engagiert sich im Naturschutz.

Rüdiger Braun ist ausgebildeter medizinischer Virologe; er hat sich auf diesem Gebiet mit einer Arbeit über Herpesviren an der Universität Heidelberg habilitiert und gehört als apl. Professor dem dortigen Lehrkörper an. Hauptberuflich ist er als niedergelassener Laborarzt tätig und bringt neben den virologischen daher auch wertvolle diagnostische Kenntnisse mit. Wissenschaftlich aktiv ist er naturgemäß auf virologischem Gebiet, so ist er u.a. Herausgeber der Zeitschrift »Intervirology«. Darüber hinaus ist aber auch er ein begeisterter Allgemein-Infektiologe mit speziellen Vorlieben für zecken- und insektenübertragene Erkrankungen.

Das gemeinsame Interesse, das die drei Autoren verbindet, teilen sie auch noch mit weiteren Kollegen aus der Medizin und Biologie. Sie alle haben sich in der »Landesarbeitsgruppe Borreliose und FSME Baden-Württemberg e.V.« zusammengeschlossen, die am Landesgesundheitsamt Baden-Württemberg angesiedelt ist. In der Arbeitsgruppe werden Merkblätter zu verschiedenen Themen erarbeitet; drei dieser Merkblätter sind in diesem Buch veröffentlicht. Ferner nehmen die Mitglieder Vortragstätigkeiten über diese Thematik wahr und sind Ansprechpartner für diesbezügliche Fragen und Probleme.

Die Bezeichnung »Zecken-Ratgeber« darf nicht falsch verstanden werden! Es handelt sich nicht um einen Ratgeber *für* die Zecken, sondern *über* die Zecken. Primär ist das Buch für die Allgemeinheit gedacht; wir haben uns daher bemüht, die Texte allgemeinverständlich darzustellen. Bei derart speziellen Themen ist ein solches Bemühen allerdings nicht mit letzter Konsequenz durchführbar. Bei Angaben etwa zu den Zeckenarten, zu den Infektionserregern, zur Klinik und Therapie oder zur Diagnostik lassen sich Fachausdrücke nicht vermeiden oder sind sogar ganz unerläßlich. Mit Hilfe eines einführenden Kapitels zu den Grundprinzipien der Infektionsdiagnostik sowie eines Glossars am Ende des Buchs soll auch hier wenigsten eine gewisse Allgemeinverständlichkeit gewahrt bleiben; diese sehr speziellen Abschnitte wenden sich indessen eher an die auf diesem Gebiet nicht spezialisierten Kollegen, denen dieses Buch damit vielleicht auch Neues bieten und von Nutzen sein kann.

So hoffen wir auf eine gute Akzeptanz und versprechen, bei eventuellen späteren Auflagen Mängel zu beseitigen und alles (noch) besser zu machen.

Für das Autoren-Triumvirat
Prof. Dr. Peter Kimmig

1. Biologie von Zecken

von Prof Dr. Peter Kimmig

Zecken sind für viele Menschen ekelerregende oder sogar angst-
einflößende Lebewesen; so lösen in der Haut festsitzende Zecken
oft regelrechte Panikreaktionen aus. Derartige Emotionen sind
sicherlich weit überzogen, nichtsdestoweniger haben Zeckenstiche eine andere Qualität als etwa Mücken- oder Flohstiche, die
zumindest hierzulande lediglich lästig sind. Allein schon der Stich
von manchen Zeckenarten, etwa von Taubenzecken, kann unangenehme Reaktionen hervorrufen, vor allem aber weisen Zecken
eine große Potenz als Überträger aller Arten von Infektionserregern auf, einige von diesen sind auch in Mitteleuropa von
Bedeutung (siehe unten).

Will man sich mit einem Gegner auseinandersetzen, muß man diesen zunächst einmal kennenlernen; bei Kenntnis der Biologie, der
Aufenthaltsorte und der Verhaltensweisen der Zecken lassen sich
von vornherein viele Zeckenstiche vermeiden.

Was für Tiere sind Zecken?

Zecken gehören zoologisch gesehen zu den Spinnen-
tieren *(Arachnida)* und besitzen demzufolge im Er-
wachsenenstadium acht Beine. Im engeren Sinne sind
sie in die Klasse der Milben *(Acarida)* eingeordnet, von
denen sie sich anatomisch und pysiologisch nicht unterscheiden. Zecken stellen, zoologisch gesehen, nichts
anderes als besonders große Milben dar.

Bei den Zecken unterscheidet man zwei große Grup-
pen: die *Lederzecken (engl. Soft Ticks)* sowie die *Schildzecken (engl. Hard Ticks)*.

Lederzecken (Abb. 1) ähneln von oben gesehen einem
einfachen häutigen Sack; ihre Mundwerkzeuge werden
erst sichtbar, wenn man sie umdreht, da diese Werk-
zeuge auf der Bauchseite liegen. Lederzecken fühlen
sich insgesamt weich an, weil sie keinen ausgeprägten

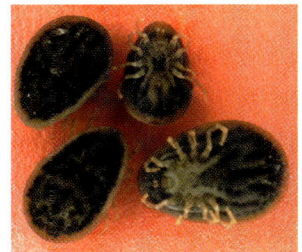

Abb. 1
Lederzecken: Taubenzecken (Argas
reflexus) *von oben und unten gesehen. Die Form der Lederzecken
ähnelt von oben einem einfachen
häutigen Sack; die Mundwerkzeuge
sind nur von der Bauchseite her sichtbar.*
Mehlhorn, Univ. Düsseldorf

Traubenzecke Chitinpanzer besitzen. In Mitteleuropa stellt die Taubenzecke *(Argas reflexus)* den wichtigsten zu dieser Gruppe gehörenden Vertreter dar. Andere bei uns vorkommende Arten, z. B. auf Fledermäusen, werden uns i. d. R. nicht bewußt.

Chitinschild *Schildzecken* (Abb. 2) bilden die zweite Zeckengruppe. Sie tragen auf dem Rücken einen stark chitinisierten Schild, der beim Männchen den Körper ganz, beim Weibchen im ungesogenen Zustand etwa zur Hälfte bedeckt. Er stellt für die Zecken einen recht guten Schutz dar und macht ein Zerquetschen dieser Tiere sehr schwierig, so daß sie mit Recht auch als harte Zecken bezeichnet werden. Schildzecken lassen sich außer an diesem Schild an ihren Mundwerkzeugen erkennen, die nach vorn gerichtet sind, so daß sie von oben her ohne weiteres zu sehen sind. In Mitteleuropa spielen Schildzecken die weitaus größte Rolle; in der freien Natur treten ganz überwiegend Zecken aus dieser Gruppe auf.

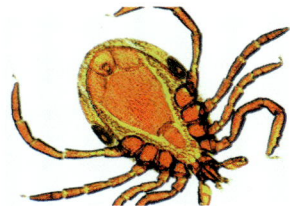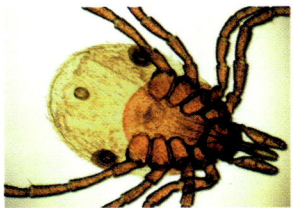

Abb. 2
Schildzecken: Männchen (links) und Weibchen (rechts) des Holzbocks (Ixodes ricinus) Schildzecken tragen auf dem Rücken einen stark chitinisierten Schild, der beim Männchen den Körper ganz, beim Weibchen zur Hälfte bedeckt (ungesogener Zustand). – Kimmig

Zeckenbiß oder Zeckenstich?

Für die Wirtsfindung besitzen Zecken ein komplexes Sinnesorgan, das sogenannte Hallersche Organ. Es befindet sich an den Enden der Vorderbeine und kann mechanische, thermische und chemische Reize registrieren. Bei der Wirtssuche sitzen Zecken mit ausgebreiteten Vorderbeinen da (Abb. 3) und können so ihre Wirte anhand der Erschütterung, der von ihnen ausgestrahlten Wärme sowie des ausgeatmeten Kohlendioxids erkennen. Diese Reize veranlassen die Zecken, auf die Reizquelle loszukrabbeln oder sich abstreifen zu lassen.

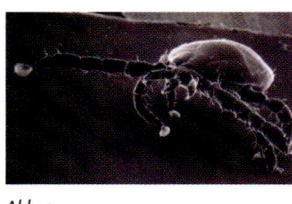

Abb. 3
Zecke bei der Wirtssuche mit ausgebreitetem ersten Beinpaar. An den Enden der Vorderbeine befindet sich das Hallersche Organ, mit dem die Zecken mechanische, thermische und chemische Reize wahrnehmen können.
Matuschka, FU Berlin

! Dagegen ist die weitverbreitete und offenbar unausrottbare Vorstellung, Zecken würden von Bäumen fallen, in den Bereich der Fabel einzuordnen.

Eine Wirtsfindung würde auf diese Weise nur sehr selten erfolgreich verlaufen; dies kann man sich leicht vor Augen führen, wenn man bedenkt, zu welch hochkomplexen Leistungen eine Zecke befähigt sein müßte, um Höhe, Vorwärtsbewegung des Wirtes und eigene seitliche Abdrift zu messen.

Auf dem Wirt angekommen, suchen die Zecken eine ihnen genehme Stelle auf. Die bevorzugten Regionen sind dünnhäutig und befinden sich in feuchter Umgebung, wie etwa der Leistenregion oder Achselgegend.

Zum Auffinden solcher Regionen besitzen die Zecken seitlich von den Mundwerkzeugen (Abb. 4 a, b) liegende Taster, die sog. Pedipalpen. Zecken sind ausgesprochen wählerisch; so kann es unter Umständen Stunden dauern, bis sie sich für eine geeignete Stelle entschieden haben und mit der Nahrungsaufnahme beginnen. Um an die Nahrungsquelle zu kommen, werden zunächst die sog.

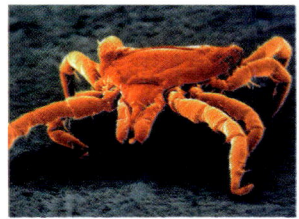 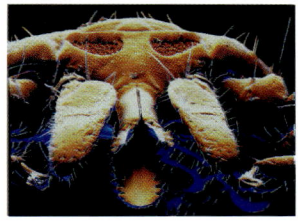

Abb. 4 a (links)
Weibchen von Ixodes ricinus mit Stechapparat. Der »Kopf« der Zecken besteht zum größten Teil aus Tastern und Mundwerkzeugen, die bei Schildzecken nach vorn gerichtet sind. – Steger/Immuno

Abb. 4 b (rechts)
»Kopf« des Holzbocks (Ixodes ricinus). Bei den seitlichen lappenförmigen Gebilden handelt es sich um die Pedipalpen, mit deren Hilfe die Zecke eine geeignete Stichstelle sucht. Dazwischen liegen die Chelizeren, darunter das Hypostom. Bei den hinter den Mundwerkzeugen liegenden grubenförmigen Gebilden handelt es sich um Augen. – Meckes, Eye of Science, Reutlingen

Chelizeren eingesetzt. Diese stellen kleine Messerchen dar, die sich gegeneinander bewegen und so in der Lage sind, die Haut aufzuschneiden. Bei diesem Prozeß könnte man noch von einem Biß sprechen.

Bei dem folgenden – wesentlicheren – Vorgang, bei dem das sogenannte Hypostom in Aktion tritt, handelt es sich jedoch eindeutig um einen Stich. Das Hypostom ist (Abb. 5) ein aus Chitin bestehender, massiver Zapfen, der bei Schildzecken mit zahlreichen Widerhaken versehen ist und der Verankerung der Zecke in der Haut dient.

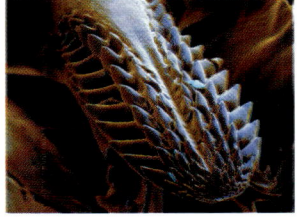

Abb. 5
Stechapparat (Hypostom) des Holzbocks (Ixodes ricinus). Das Hypostom besitzt Widerhaken, die für die feste Verankerung saugender Zecken verantwortlich sind. Bei der V-förmigen Vertiefung handelt es sich um die Speichelrinne.
Meckes, Eye of Science, Reutlingen

! Diese Verankerung ist bei Schildzecken so fest, daß den Tieren ein spontanes Loslassen zunächst nicht mehr möglich ist und sie wie angeleimt dasitzen (Abb. 6). Auf dieses Phänomen bezieht sich

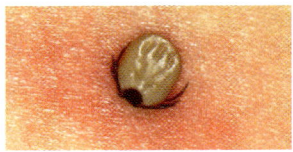

Abb. 6
Ixodes ricinus, saugendes Weibchen, in der Haut verankert. Durch die Nahrungsaufnahme hat sich der Hinterleib der Zecke schon um ein Mehrfaches vergrößert. An der Stichstelle hat sich eine typische reaktive Rötung gebildet. – Hassler

auch der wissenschaftliche Name der wichtigsten bei uns vorkommenden Zeckengattung *Ixodes* (*griech. Ixos* = Leim).

Bei Lederzecken ist demgegenüber die Verankerung der Mundwerkzeuge in der Haut sehr viel lockerer, so daß die Zecken bei jeder Reizung den Wirt sofort verlassen können. In der Art ihrer Nahrungsaufnahme legen diese Tiere ein Verhalten an den Tag, wie man es etwa von Bettwanzen oder Flöhen kennt.

Nahrungsaufnahme

Bei der eigentlichen Nahrungsaufnahme gibt die Zecke zunächst Speichel ab, der über die auf dem Hypostom gelegene Speichelrinne in die Wunde gelangt. Dieser Speichel ist anästhesierend, weshalb Zeckenstiche völlig unbemerkt bleiben; darüber hinaus hat er blutgerinnungshemmende und vor allem gewebsauflösende Wirkung. Unter Einwirkung des Speichels bildet sich dann ein kleiner Pool aus Blut und Gewebsbrei, der von der Zecke aufgesogen wird. (Abb. 7).

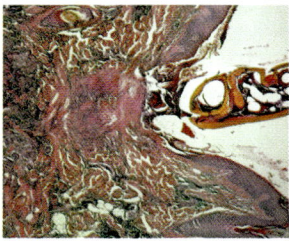

Abb. 7
Saugende Zecke in der Haut (feingewebliche Darstellung). Der Zeckenspeichel hat eine gewebsauflösende Wirkung. Der Pool aus Blut, Lymphe und Gewebsbrei wird aufgesogen. Mehlhorn, Univ. Düsseldorf

Die Dauer des Saugakts ist bei beiden Zeckengruppen ganz unterschiedlich. Lederzecken nehmen – meist während der Nacht – für etwa 10 bis 30 min Nahrung auf, um dann wieder ihre Verstecke aufzusuchen. Bei Schildzecken dagegen ist die Nahrungsaufnahme ein langer Prozeß, der je nach Entwicklungsstadium drei bis sieben Tage beansprucht.

Auch in der Anzahl der Nahrungsaufnahmen bestehen zwischen Leder- und Schildzecken große Unterschiede. Lederzecken saugen in unregelmäßigen Abständen; in jedem Stadium kann mehrmals Blut aufgenommen werden. Bei Schildzecken dagegen ist die Zahl der Nahrungsaufnahmen streng geregelt: In jedem Entwicklungsstadium wird nur einmal gesaugt; dies kann an einem einzigen Wirt geschehen, häufiger werden jedoch die Wirte nach der Nahrungsaufnahme verlassen und später ein neuer Wirt aufgesucht (s.u.).

Für die Geschlechterfindung und die Kopulation (Abb. 8) wird bei den Schildzecken die lange untätige Phase des Saugakts genutzt;

die Männchen fallen da-
nach ab und sterben,
nachdem sie ihre biolo-
gische Funktion erfüllt
haben. Die Weibchen hin-
gegen saugen weiter und
schwellen dabei derart an,
daß sie ein Vielfaches
ihrer ursprünglichen Kör-
pergröße erreichen (von 3
auf 12 mm). Vollgesoge-
ne Weibchen sind dabei
einem reifen *Ricinus*-Sa-
men täuschend ähnlich
(Abb. 9), was der häufig-
sten Zeckenart hierzulan-

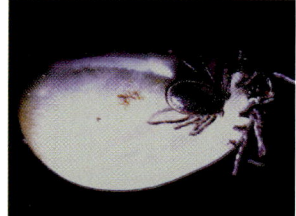

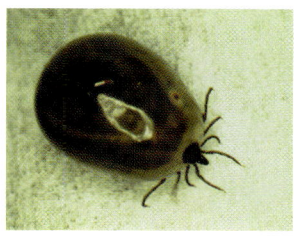

Abb. 8 (links)
Kopulation von Ixodes-ricinus-Zecken. *Bei der Nahrungsaufnahme finden sich
die Geschlechter und es kommt zur Kopulation. Die Männchen fallen danach
ab und sterben.*
Liebisch, Tierärztliche Hochschule Hannover

Abb. 9 (rechts)
Vollgesogenes Weibchen des Holzbocks (Ixodes r cinus). *Die Weibchen schwellen bei der Nahrungsaufnahme auf ein Vielfaches ihrer ursprünglichen Körper-
größe an und ähneln in vollgesogenem Zustand einem reifen* Ricinus-Samen.
Mehlhorn, Univ. Düsseldorf

de, dem Holzbock, den wissenschaftlichen Namen *Ixodes ricinus* eingetragen hat.

Die Nahrungsaufnahme von Zecken hat zwei Funk-
tionen: Die Entwicklungsstadien benötigen die Wirts-
eiweiße für die Ernährung, das Wachstum und die
Häutung. Die geschlechtsreifen Weibchen dagegen
verwenden die enormen Nahrungsmengen nicht für
sich selbst, sondern für die Produktion von mehreren
tausend Eiern; nach deren Ablage (Abb. 10) hat auch
das Weibchen seine biologische Funktion erfüllt und
stirbt anschließend.

Wie verläuft die Entwicklung von Zecken?

Die Entwicklung aller Zecken verläuft über verschiedene Entwicklungsstadien die – durch Häutungen getrennt – aufeinander folgen. *Lederzecken* benötigen je
nach Art vier bis acht Entwicklungsstadien, um die Ge-
schlechtsreife zu erreichen; die Anzahl der Saugakte
und die Zahl der Wirte sind dabei nicht festgelegt. Bei
den *Schildzecken* hingegen kommen durchweg nur drei

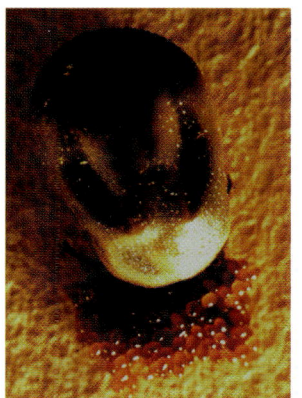

Abb 1c
Holzbock-Weibchen (Ixodes ricinus)
*bei der Eiablage. Die im Übermaß
aufgenommene Nahrung wird zur
Eibildung benötigt. Nach ein bis vier
Wochen legen Ixodes-Weibchen bis
zu 2000 Eier ab.*
Liebisch, Tierärztliche Hochschule
Hannover

Stadien vor (Abb. 11): Aus dem Ei schlüpft zunächst eine sechsbeinige Larve, daraus entsteht eine achtbeinige Nymphe, das letzte Stadium wird schließlich durch die geschlechtsreifen Weibchen und
Männchen, die sogenannten Adultstadien, repräsentiert.

Larve
Nymphe
Adulte

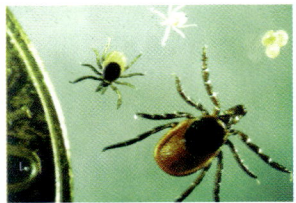

Abb. 11
Entwicklungsstadien von Schild-zecken (Ixodes dammini). Aus dem Ei (re. oben) schlüpft eine zunächst ungefärbte sechsbeinige Larve (oben). Nach einigen Tagen ist die Larve dunkel gefärbt wie die späteren Stadien. Nach der ersten Blut-mahlzeit häutet sich die Larve zur achtbeinigen Nymphe (li .oben), die sich nach einer (zweiten) Blutmahl-zeit zum adulten Tier (unten) weiter-entwickelt. Das (hier abgebildete) Weibchen benötigt zur Eiablage eine erneute (dritte) Blutmahlzeit.
Bechtel, Univ. Heidelberg

Nicht nur die Zahl der Saugakte, sondern auch die Anzahl der Wirte ist bei den Schildzecken je nach Art festgelegt. Danach unterscheidet man einwirtige Zecken, die zeitlebens auf demselben Wirt verblei-ben, zweiwirtige Zecken, die einen einmaligen Wirtswechsel vornehmen sowie dreiwirtige Zecken. Unsere heimische Zeckenfauna besteht fast durch-weg aus dreiwirtigen Schildzecken.

Bei diesen befällt zunächst die Larve einen geeigneten Wirt, läßt sich fallen und häutet sich – im Boden ver-steckt – zur Nymphe. Diese befällt ihrerseits einen geeigneten Wirt, läßt sich ebenfalls fallen, um sich zum geschlechtsreifen Stadium zu häuten, das schließ-lich zum letztenmal zur Nahrungsaufnahme einen Wirt aufsuchen muß. Hierbei können lange Wartepha-sen auftreten, die die Zecken jedoch aufgrund ihrer großen Hungerfähigkeit ohne weiteres überstehen können.

Die Gesamtentwicklung der Schildzecken vom Ei bis zum ge-schlechtsreifen Stadium ist aus diesem Grunde starken Schwankun-

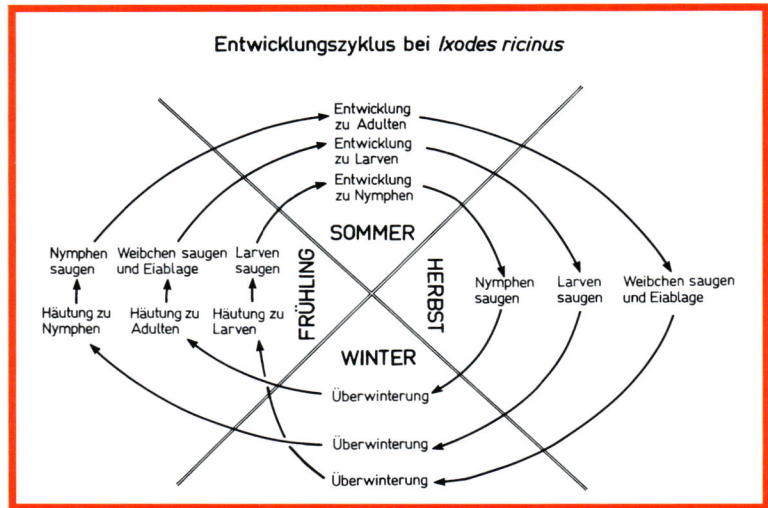

Abb. 12
Entwicklungsgang und Lebenszyklus von Ixodes ricinus in Deutschland. In Mitteleuropa liegt die erste Saugzeit der Zecken im Frühjahr und Frühsommer; im Sommer findet die Entwicklung zum nächsten Stadium statt; im Herbst erfolgt eine weitere Saugphase der Zecken. Danach schließt sich bei den adulten Weibchen die Ablage der Eier an. Diese überwintern ebenso wie die Zecken-Ent-wicklungsstadien. – Liebisch, Tierärztliche Hochschule Hannover

gen unterworfen und liegt zwischen eineinhalb und viereinhalb Jahren. In Mitteleuropa, mit seinen speziellen Feuchtigkeits- und Wärmebedingungen, liegt die erste Saugzeit der Zecken im Frühjahr und Frühsommer; im Sommer findet die Entwicklung zum nächsten Stadium statt; im Herbst erfolgt eine weitere Saugphase der Zecken. Danach schließt sich bei den Weibchen die Ablage der Eier an. Diese überwintern ebenso wie die Larven, Nymphen und ungesogenen Weibchen (Abb. 12).

Wo kommen Zecken bevorzugt vor?

Wie die meisten Milben benötigen auch Zecken in der Regel eine hohe Luftfeuchtigkeit von wenigstens 70%. Ein derartiges Mikroklima findet sich hierzulande in Wäldern mit viel Unterholz und einer ausgeprägten Krautschicht, ebenso an Waldrändern sowie in Busch- und Farnkrautlandschaften (Abb. 13). Besonders stark vertreten sind Zecken wegen der hier herrschenden höheren Luftfeuchtigkeit in Flußtälern, wogegen ihre Zahl mit steigender Höhe und dementsprechend zunehmender Trockenheit geringer wird.

Je nach Umweltbedingungen sind sie jedoch in Höhen bis zu 2000 m anzutreffen. Die oft zitierte »800-m-Grenze« existiert als solche nicht. Diese Obergrenze geht auf eine Untersuchung in einer

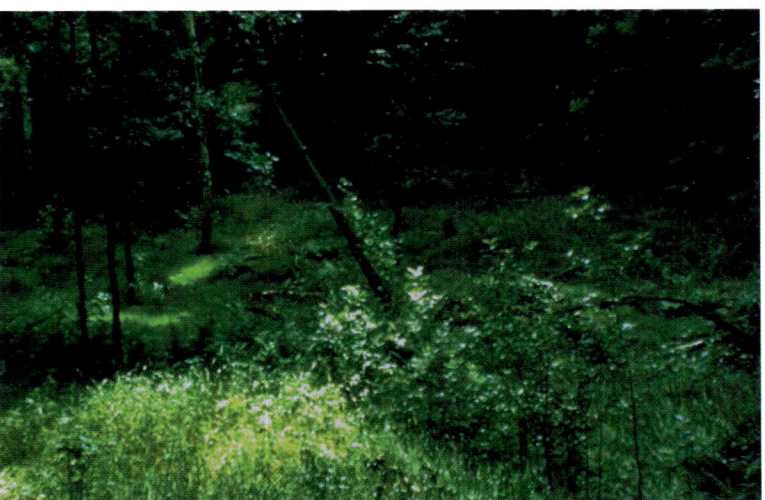

Abb. 13
Typischer Lebensraum von Schildzecken. Die meisten Zecken, wie auch der Holzbock, benötigen eine hohe Luftfeuchtigkeit. Ein derartiges Mikroklima findet sich bevorzugt in Flußtälern, an Waldrändern, in Busch- und Farnkrautlandschaften. – Kahl, FU Berlin

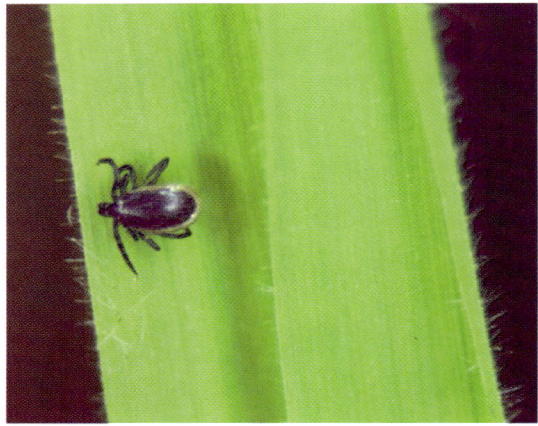

Abb. 14 a
Zecke (Männchen von Ixodes ricinus) *am typischen »Ansitzort«. Die Zecken warten auf Grashalmen und anderen Pflanzen auf vorbeikommende Tiere und lassen sich abstreifen.*
Hassler

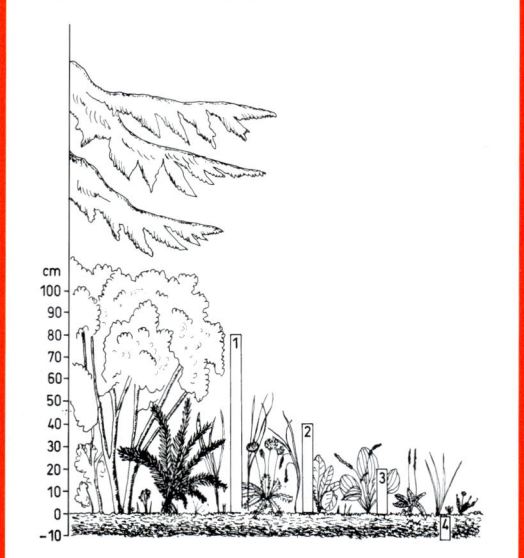

Abb. 14 b
Vertikale Verteilung von Zecken (Ixodes ricinus) an der Vegetation während ihrer Aktivität und auf Wirtssuche. 1 = Adulte Zecken, 2 = Nymphen, 3 = Larven, 4 = Häutung und Überwinterung. Zecken befinden sich bis maximal 1 m Höhe in der Vegetation. Die Behauptung, Zecken fielen von den Bäumen, ist ein Märchen.
Liebisch, Tierärztliche Hochschule Hannover

Region der ehemaligen Tschechoslowakei zurück, in der die Berge maximal 800 m hoch sind. Durch Abschreiben von Autor zu Autor hat sich schließlich diese Zahl verselbständigt und ist als »Zecken-Obergrenze« bekannt geworden.

! In Zecken-Biotopen befinden sich die Zecken-Entwicklungsstadien und die geschlechtsreifen Tiere in unterschiedlichen Höhen in der Vegetation. Die feuchtigkeitsbedürftigsten *Larven* findet man dicht am Erdboden bis etwa 10 cm Höhe. Hier finden sie auch ihre bevorzugten Wirte, nämlich kleine Nager, wie Rötelmäuse, Gelbhalsmäuse und Waldmäuse. Die *Nymphen* steigen höher an den Pflanzen empor; sie finden sich in einer Höhe von 10 cm bis 50 cm und gelangen demzufolge auch an größere Tiere, wie Igel, Eichhörnchen oder Vögel, aber auch schon an Großtiere sowie den Menschen. Die *Adulten* schließlich klettern von allen drei Stadien am höchsten; sie finden sich bis in rund 1 m Höhe in der Vegetation (Abb. 14 a, b). Dementsprechend befallen sie bevorzugt größere Tiere, wie Rehwild, Haustiere und auch den Menschen.

In noch größerer Höhe, etwa auf Bäumen, sind Zecken dagegen niemals anzutreffen. Einen Hinweis auf die bevorzugten Zecken-Biotope erhalten bevorzugt Hundebesitzer, wenn ihre Tiere längere Zeit durchs Unterholz gestreift und anschließend stark von Zecken befallen sind.

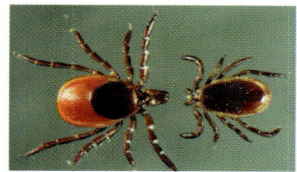

Abb. 15
Ixodes dammini, Männchen und Weibchen. Wie bei der Gattung Ixodes typisch, ist beim Weibchen (li.) der Körper nur halb von Rückenschild bedeckt, so daß der hellbraune Hinterleib sichtbar wird. Beim kleineren Männchen (re.) ragt der Hinterleib nicht unter dem Rückenschild hervor, so daß es einheitlich dunkelbraun erscheint.
Bechtel, Heidelberg

Was für Zeckenarten gibt es ?

Zecken kommen in einer großen Zahl verschiedener Arten vor. Auf die wichtigsten Arten sei im Folgenden kurz eingegangen.

Schildzecken (Harte Zecken)

Gattung Ixodes. Unter den weltweit verbreiteten Zecken der Gattung *Ixodes* gibt es Arten mit hoher Wirtsspezifität, die nur an bestimmten Wirten saugen. Dazu zählt etwa *Ixodes hexagonus*, der nur an Igeln seine Nahrung sucht. Daneben stehen ausgesprochene Generalisten, wie die heimische Art *Ixodes ricinus* oder die in Amerika hauptsächlich vorkommende Art *Ixodes dammini* (Abb. 15). Diese *Ixodes*-Arten akzeptieren von der Eidechse über verschiedene Vogelarten Kleinsäuger und mittelgroße Tiere bis zum Mensch und Huftier jede Nahrungsquelle. Diese Fähigkeit macht sie als Krankheitsüberträger für den Menschen so gefährlich. Sie übertragen neben Viren (FSME = Frühjahr-Sommer-Meningoenzephalitis; RSSE = *Russian Spring-Summer Encephalitis*), Borrelien, Ehrlichien und Rickettsien. Eine australische Art, *Ixodes holocyclus*, ist sogar giftig und kann über eine Atemlähmung zum Tod der Wirtstiere (vor allem von Hunden) führen.

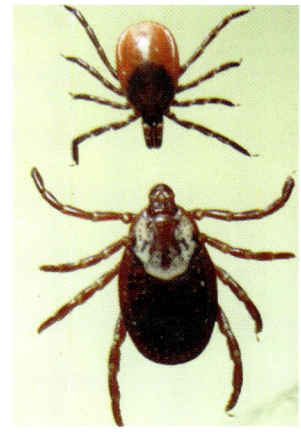

Abb. 16
Weibchen von Dermacentor andersoni (im Vergleich zu Ixodes dammini). Zecken der Gattung Dermacentor unterscheiden sich deutlich von Ixodes-Arten. In Mitteleuropa ist Dermacentor marginatus der wichtigste Überträger des Q-Fiebers.
Bechtel, Heidelberg

Gattung Dermacentor. Die Gattung *Dermacentor* (Abb. 16) ist in Mitteleuropa in erster Linie in der Art *Dermacentor marginatus*, der sogenannten Schafzecke vertreten. Auch die Entwicklungsstadien dieser Zecke saugen an kleineren Tieren wie Mäusen und Hasen. Zweimal im Jahr, nämlich im März/April sowie im September/Oktober, treten die adulten Stadien auf; sie befallen in der freien Wildbahn Rehe und Rotwild, haben aber ebenso Haustiere wie Rinder und Schafe als

Wirte angenommen. Vor allem letztere sind regelmäßig von *Derma-centor*-Zecken befallen, was dieser Art ihren deutschen Namen eingetragen hat.

> **!** Schafzecken haben hierzulande eine große Bedeutung als Überträger des Q-Fiebers oder der Balkangrippe, die vor allem in Süddeutschland im Bereich der Wanderschafherden regelmäßig auftritt (vgl. Kap. 3).

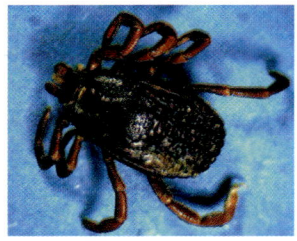

Abb. 17
Weibchen der Braunen Hundezecke (Rhipicephalus sanguineus). Die Braune Hundezecke wurde aus dem Mittelmeerraum nach Deutschland eingeschleppt. Aufgrund ihrer Herkunft ist sie an trockene Gebiete angepaßt, so daß sie sich auch in Wohnungen halten und dort zu Massenvermehrungen führen kann.
Alberti, Trevor Petney, Heidelberg

Gattung Rhipicephalus. Zecken der Gattung *Rhipicephalus* (»Braune Zecken«) (Abb. 17) sind verhältnismäßig gut an trockene Gebiete angepaßt. Sie benötigen weitaus weniger Luftfeuchtigkeit als andere Gattungen. Dies kann in unseren Breiten unangenehme Auswirkungen haben, weil sie sich auch in der trockenen Luft unserer Wohnungen halten und fortpflanzen können. Dadurch kommt es immer wieder zu Massenvermehrungen von *Rhipicephalus* in Häusern, nachdem diese – meist mit Hunden aus dem Mittelmeerraum – eingeschleppt wurden. *Rhipicephalus* spielt eine große Rolle als Überträger von Rickettsien, so z. B. des Mittelmeerfleckfiebers.

Gattung Amblyomma. Die Gattung *Amblyomma* ist weltweit verbreitet. Sie spielt eine große Rolle als Parasit von Huftieren und Überträger von Krankheiten bei Mensch und Tier. Charakteristische Vertreter sind die amerikanische *Lone Star Tick, Amblyomma americanum* (Abb. 18) und die südafrikanische Art *Amblyomma hebraeum* (Abb. 19). Von diesen Zecken werden vor allem Rickettsien und Ehrlichien übertragen. In Mitteleuropa ist diese Gattung ohne Bedeutung.

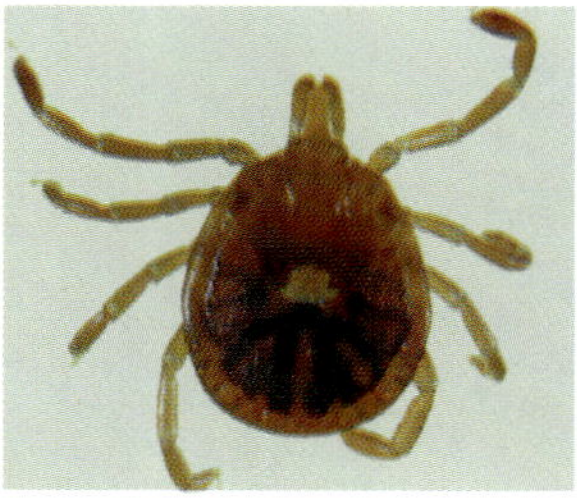

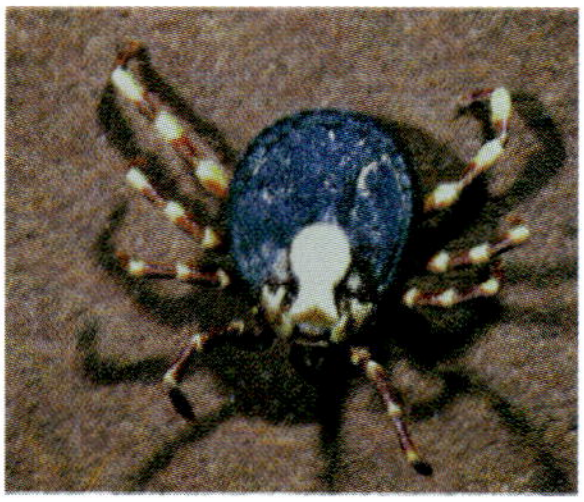

Abb. 18 (links)
Die amerikanische Lone Star Tick (Amblyomma americanum). *Diese Zeckenart ist zu ihrem Namen gekommen, weil sie ein charakteristisches Mal auf dem Rücken trägt, das an den Lone Star der texanischen Flagge erinnert. In Amerika ist sie als Überträger von Rickettsien und Ehrlichien bekannt.*
Bechtel, Heidelberg

Abb. 19 (rechts)
Amblyomma hebraeum *aus Südafrika. Diese auffallend gefärbte Zecke ist ein Überträger von Rickettsien.* – Alberti, Trevor Petney, Heidelberg

Gattung Hyalomma. Zecken der Gattung *Hyalomma* (Abb. 20) sind vor allem Parasiten von Huftieren. Sie übertragen u. a. das Krim-Kongo-Fieber, ein hämorrhagisches Fieber, das durch ein Virus aus der Gruppe der Bunyaviren ausgelöst wird und in den genannten Regionen große Epidemien unter Mensch und Huftieren verursachen kann.

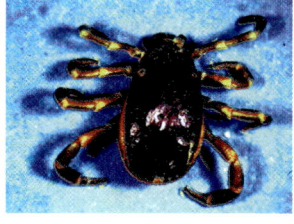

Abb. 20
Hyalomma anatolicum. *Zecken der Gattung Hyalomma sind vor allem Parasiten von Huftieren. Sie übertragen das Krim-Kongo-Fieber, eine gefährliche Virusinfektion, die speziell in Viehzuchtgebieten bei Tier und Mensch auftritt.*
Alberti, Trevor Petney, Heidelberg

Weichzecken

Gattung Argas. Die Gattung *Argas* ist in Mitteleuropa z.B. durch die Fledermauszecke *(Argas vespertilonis)*, vor allem aber durch die Taubenzecke *(Argas reflexus)* (Abb. 1) vertreten. Taubenzecken waren und sind auch heute noch vor allem in den neuen Bundesländern vertreten. Ursache dürften die oft defekten Dächer gewesen sein, die Tauben ein Eindringen und Nisten ermöglichten. Vom Dachstuhl gelangten die Taubenzecken dann in die Wohnungen, wo sie sich zu einer ausgeprägten Plage entwickeln konnten. Wegen ihrer versteckten und heimlichen Lebensweise macht ihre Bekämpfung große Probleme. Taubenzecken übertragen in Mitteleuropa offenbar keine Krankheitserreger.

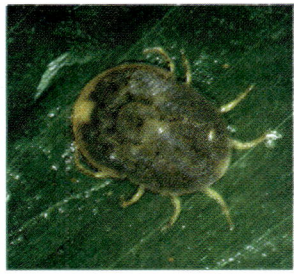

Gattung Ornithodorus. Zecken der Gattung *Ornithodorus* sind in vielen Ländern der Erde heimisch. Besonders in den tropischen Regionen Afrikas stellt die Art *Ornithodorus moubata* (Abb. 21) ein besonderes Problem dar. Diese Art lebt in Grashütten, wo sie sich besonders gut in Nischen verborgen halten kann und oft große Bestandszahlen erreicht. In einigen Gebieten haben die Eingeborenen deshalb die Strategie entwickelt, mindestens einmal jährlich die Hütten abzubrennen, um den Zeckenbestand zu vernichten, und dann neue Hütten zu errichten. *Ornithodorus*-Arten übertragen verschiedene Arten von Rückfallfieber-Borrelien.

Abb.21
Die Lederzecke Ornithodorus moubata. *Zecken dieser Art sind in den tropischen Regionen Afrikas heimisch und können hier zu einer wahren Plage werden. Ornithodorus-Arten sind darüber hinaus auch Überträger des Rückfallfiebers, einer Borrelien-Infektion.*
Hassler

2. Durch Zecken übertragene Krankheiten: Ein Überblick

von PD Dr. Dieter Hassler

Virale Erkrankungen

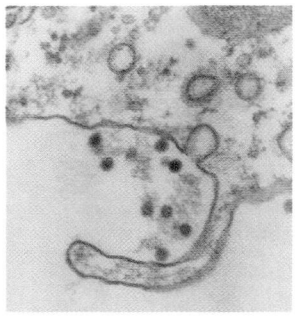

Abb.22
Flaviviren beim „Knospen" (Budding) aus einer infizierten Zelle. Die von Zecken übertragenen Flaviviren werden aufgrund ihrer engen Verwandtschaft in dem TBE-Komplex (Tickborne Encephalitis) zusammengefaßt. Sie verursachen Erkrankungen wie FSME, RSSE, Louping Ill, Powassan-Enzephalitis, Omsker Hämorrhagisches Fieber und Kyasanur-Waldkrankheit.
Gelderblom, Robert-Koch-Institut, Berlin

Die von Zecken übertragenen Viren gehören zu verschiedenen Familien. Die meisten (FSME, RSSE, Louping Ill, Powassan-Enzephalitis, Omsker Hämorrhagisches Fieber und Kyasanur-Waldkrankheit) gehören zu den Flaviviren (Abb. 22). Flaviviren sind recht vielfältig; die bekanntesten Vertreter wie die Erreger von Gelbfieber und Dengue-Fieber werden von Stechmücken übertragen, das Hepatitis-C-Virus dagegen über Blutprodukte oder sexuell.

Das Krim-Kongo-Fieber gehört in die Gruppe Nairoviren aus der Familie der Bunyaviren, zu denen die auch in Mitteleuropa vorkommenden Hantaviren gehören. Während das Krim-Kongo-Fieber durch Zecken übertragen wird, werden Hantaviren über Kleinnager meist als Aerosol mit Staub verbreitet. Andere Vertreter der Bunyaviren, die Phleboviren, setzen dagegen auf Stechmücken als Vektoren.

Das Colorado-Zeckenfieber gehört in die Familie Reoviren (Abb. 23) zu denen auch das als Erreger von Darminfektionen bekannte Rotavirus zählt.

Daneben gibt es noch einige seltene Erreger, zum Beispiel das in Deutschland isolierte Tettnang-Virus aus der Familie der Iridoviren.

FSME

Die Frühjahr-Sommer-Meningoenzephalitis ist ausführlich in Kapitel 5 beschrieben.

RSSE und Powassan-Enzephalitis

Die russische Variante der Zecken-Enzephalitis, als RSSE *(Russian Spring Summer Encephalitis)* oder RTBE *(Russian Tick-Borne Encephalitis)* bezeichnet, ähnelt unserer FSME stark, verläuft jedoch meist schwerer. Erreger ist ein mit dem FSME-Verursacher nahe verwandtes Flavivirus. Die Krankheit wurde erstmalig 1932 im Gebiet der ehemaligen UdSSR beschrieben. Zwei Formen sind dokumentiert: die *westliche* Variante im Ural und in angrenzenden Gebieten sowie eine *fernöstliche* Variante.

Hauptreservoire sind Mäusearten wie Rötel- und Gelbhalsmäuse, Überträger sind hauptsächlich *Ixodes*-Zecken, in den westlicheren Gebieten meist *Ixodes ricinus*, im ostsibirischen Endemiegebiet *Ixodes persulcatus*.

Hauptreservoir Mäuse

> Nach einer Inkubationszeit von 10 bis 14 Tagen tritt hohes Fieber auf. Kopfschmerzen, Schwindel und Erbrechen sind häufig, bereits wenige Tage nach Fieberbeginn ist mit neurologischen Komplikationen und Lähmungen zu rechnen. Die Erkrankung ist also weniger deutlich zweiphasig als die FSME (vgl. Kap. 5). Die Impfung gegen FSME bietet auch gegen die RSSE einen guten Schutz.

Die Powassan-Enzephalitis ist eine nahe verwandte Krankheit, die in Kanada vorkommt. Vektor ist hier *Ixodes cookei*; das Krankheitsbild entspricht der RSSE.

Louping Ill Disease

Schon seit vielen Jahrzehnten ist bei den Schafhaltern in Großbritannien eine epidemisch auftretende Erkrankung der Schafe bekannt, die als *Louping Ill Disease (LID)* bezeichnet wurde. Erst in neuerer Zeit erkannte man, daß auch andere Haustiere, Vögel und Menschen empfänglich sind.

Der Erreger der LID ist ein Flavivirus, das relativ eng mit den anderen Vertretern wie FSME und RSSE verwandt ist. Es wird in England ausschließlich von Zecken der Gattung *Ixodes* übertragen. Die Zecken nehmen den Erreger beim Saugen auf infizierten Tieren auf und geben ihn bei der nächsten Blutmahlzeit weiter. In Endemiegebieten sind etwa 0,1 bis 0,4% der Zecken infiziert.

Bei Schafen beginnt die Erkrankung nach einer Inkubationszeit von 6 bis 18 Tagen mit Fieber und Nahrungsverweigerung. Das Fieber hält etwa fünf Tage an; in dieser Phase beginnen die neurologischen Störungen mit Gangunsicherheit, Zittern und Koordinationsstörungen. Oft können sich die Schafe nicht mehr richtig auf den Beinen halten und torkeln *(looping ill)*. Grund ist eine Entzündung des Gehirns der Tiere (Enzephalitis). Oft verläuft die Krankheit bereits in dieser Phase tödlich, gelegentlich werden aber auch Verläufe über mehrere Wochen beobachtet.

> Beim Menschen verursacht die LID eine schwere Erkrankung mit Fieber und Enzephalitis, die gewisse Ähnlichkeiten zur FSME aufweist. Bisher sind hauptsächlich Menschen betroffen gewesen, die Umgang mit erkrankten Tieren hatten, verschiedentlich aber auch Labormitarbeiter, die mit dem Virus arbeiteten.

Die Diagnose wird bei Tieren meist aufgrund der typischen Symptome gestellt, es stehen aber auch serologische Verfahren zur Verfügung (vgl. Kap. 4). Eine Impfung mit Formalin-inaktivierten Viren steht für Tiere zur Verfügung. Sie bietet einen hohen Schutz. Eine kausale Therapie existiert nicht.

Impfung für Tiere

Omsker Hämorrhagisches Fieber (OHF)

In den Jahren des Zweiten Weltkrieges trat eine große Epidemie in Westsibirien auf, die damals nicht ganz sicher von anderen Erkrankungen wie Tularämie und Rickettsientyphus unterschieden werden konnte. 1946 wurde schließlich das OHF-Virus isoliert.

OHF-Virus

Das OHF-Virus ist ein Flavivirus, das sehr nahe mit dem FSME-Virus verwandt ist. Im Gegensatz zu diesem vermehrt sich das OHF-Virus aber hauptsächlich in den Endothelzellen der Gefäße, weshalb es häufiger Blutungskomplikationen hervorruft. Reservoire scheinen verschiedene Wühlmausarten zu sein; die Übertragung geschieht in der Regel durch Zecken der Gattung *Dermacentor* und *Ixodes*.

Die Infektion führt in verschiedenen Wirtstieren zu völlig unterschiedlichen Krankheitsbildern. Bei Mäusen und Hamstern kommt es zu einer tödlich verlaufenden Enzephalitis. Kaninchen und Hasen erkranken dagegen klinisch überhaupt nicht. Die Zibetkatze und der Mensch dagegen entwickeln ein hämorrhagisches Fieber.

> Beim Menschen kommt es nach einer Inkubationszeit von nur zwei bis vier Tagen zu einem hochfieberhaften Krankheitsbild mit Kopf- und Muskelschmerzen und einer Verminderung der weißen Blutkörperchen. Die Fieberphase dauert meist etwa fünf bis zwölf Tage, bereits in dieser Phase treten Blutungskomplika-

tionen auf (am häufigsten Nasenbluten). Fast alle Patienten erholen sich aber ohne Folgeschäden.

Kyasanur Forest Disease (KFD)

Die KFD wurde erstmals in den Jahren 1955 bis 1957 in einem Waldbezirk an der Südwestküste Indiens beobachtet. Damals erkrankten und starben zunächst zahlreiche Affen, dann auch Menschen. Zunächst hielt man die Erkrankung für eine Variante der Russischen Zeckenenzephalitis; erst 1990 wurde erkannt, daß es sich um eine eigene, unabhängige Krankheit handelt.

! In den letzten Jahrzehnten scheint die Zahl der Erkrankungen eher zuzunehmen, etwa 500 Fälle werden jährlich im Endemiegebiet beobachtet.

Der Erreger der KFD ist ein Flavivirus, also mit unserer FSME und vielen Tropenkrankheiten verwandt. Das Virus wurde aus Zecken verschiedener Arten isoliert, Hauptüberträger ist aber die Zecke *Haemaphysalis spinigera*. Betroffen von der Erkrankung sind neben Affen und Menschen auch verschiedene Kleinsäuger; das definitive Reservoir ist aber noch nicht bekannt. Die Zecken selbst kommen als Reservoir nicht in Betracht, da das Virus nicht über die Zeckeneier weitergegeben wird.

Nach einer Inkubationszeit von nur zwei bis sieben Tagen tritt hohes Fieber, verbunden mit Kopf- und Gliederschmerzen, auf. Das Fieber hält mit einer durchschnittlichen Dauer von zwölf Tagen ungewöhnlich lange an. Schwere Muskelschmerzen, Erbrechen und Durchfälle komplizieren den Verlauf. Manchmal werden auch zweiphasige Verläufe mit einem erneuten Fieberanstieg und neurologischen Störungen wie Verwirrtheit in der dritten und vierten Krankheitswoche beobachtet. Blutungskomplikationen sind selten. Die Letalität liegt bei ca. 10%, wobei in diesen Fällen meist ein Lungenödem die Ursache war.   **Letalität 10%**

Eine spezifische Therapie existiert nicht, ebensowenig eine wirksame Impfung. Aus theoretischen Gründen hatte man erwartet, daß die FSME-Impfung vielleicht einen partiellen Schutz bieten könnte, da die Viren nahe verwandt sind. Im Tierversuch ließ sich allerdings kein Schutz realisieren.

Krim-Kongo-Hämorrhagisches Fieber (CCHF)

Das Krim-Kongo-Fieber ist in Asien und Afrika weitverbreitet, kommt jedoch auch in Südost-Europa auf dem Balkan (ehemaliges Jugoslawien, Albanien, Griechenland) sowie im Mittleren Osten vor. Eine Übertragung erfolgt sowohl durch Zecken der Gattung *Hyalomma* als auch häufig sekundär von Tier zu Mensch und Mensch zu Mensch (vor allem durch Familienmitglieder und Ärzte). Erregerreservoir sind neben den Zecken selbst vor allem Huftiere. Das Virus besitzt eine Hülle, eine segmentierte Einzelstrang-RNA und gehört zur Gruppe der Nairoviren aus der Familie der Bunyaviren.

Auch Übertragung Mensch – Mensch

Die Inkubationszeit der Infektion beträgt nach Zeckenstich drei bis zwölf Tage, bei nosokomialer Infektion (von Mensch zu Mensch) drei bis sechs Tage. Der Manifestationsindex ist relativ gering und wird mit 5% angenommen. Die Erkrankung beginnt meist abrupt mit Grippe-ähnlichen Symptomen, Kopf- und Gliederschmerzen, Übelkeit und Lichtscheu. Petechien treten bereits früh auf, ab dem dritten Tag können Hämorrhagien (Blutungen) hinzutreten. Das zusätzliche Auftreten von ZNS-Symptomen ist mit einer ungünstigen Prognose verknüpft. Unbehandelt verläuft die Erkrankung über eine Dauer von ein bis zwei Wochen, jedoch mit sehr langsamer Rekonvaleszenz. Die Letalität der manifesten Infektion ist aber hoch und beträgt in Abhängigkeit vom Virusstamm 15 bis 50%!

Petechien

> Wichtig ist die frühzeitige Therapie mit Ribavirin, weshalb die rasche Diagnose ausschlaggebend ist. Ebenso müssen Patienten aufgrund der hohen Übertragungsrate von Mensch zu Mensch streng isoliert werden. Die Akutdiagnostik erfolgt am raschesten durch Polymerase-Kettenreaktion (PCR) aus dem Blut (vgl. Kap. 4).

Colorado-Zeckenfieber – nur in Amerika?

Das Colorado-Zeckenfieber wurde erstmals 1930 beschrieben. Die Übertragung durch *Dermacentor*-Zecken wurde in den vierziger Jahren aufgeklärt.

Das Coltivirus gehört zu den Reoviren (vgl. Abb 23). Ein nahe verwandtes Virus, das Eyach-Virus, wurde 1976 in Baden-Württemberg in Zecken gefunden. Ob es auch für menschliche Erkrankungen verantwortlich ist, blieb bisher völlig unbekannt. Klinische Verläufe mancher Patienten, die nach Zeckenstich ein hochfieberhaftes Krankheitsbild entwickeln, ohne daß sich Antikörper gegen FSME oder Borrelien nachweisen lassen, sollten unsere Aufmerksamkeit

Eyach-Virus

auf diesen Erreger lenken. Leider existieren in Deutschland bisher keine serologischen Verfahren, um Antikörper gegen Eyach- oder Coltivirus nachzuweisen.

Zahlreiche Arten von Säugetieren, vor allem kleine Nager, aber auch Huftiere, fungieren als Reservoir. Hauptüberträger in Amerika ist *Dermacentor andersoni*. Das Virus wurde aber auch schon aus anderen *Dermacentor*- und *Haemaphysalis*-Arten isoliert. Die Zeckendurchseuchung

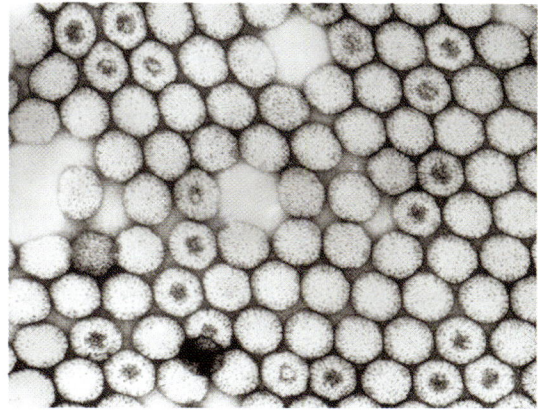

mit Coltiviren kann in manchen Endemiegebieten der Rocky Mountains bis zu 10% betragen. Warum menschliche Erkrankungen angesichts dieser Häufigkeit des Virus in Zecken eher selten sind, ist bisher ungeklärt. Eine Rolle spielt aber sicher, daß *Dermacentor*-Arten, die auch in Deutschland vorkommen, Menschen eher selten befallen.

Nach nur zwei bis fünf Tagen treten Fieber, Kopf- und Gliederschmerzen auf, die in dieser Phase keine Unterscheidung von anderen Virusinfektionen zulassen.

Abb. 23
Reoviren. Sie verursachen in Amerika das Colorado-Zeckenfieber. Ein nahe verwandtes Virus, das Eyach-Virus, wurde in Baden-Württemberg in Zecken gefunden.
CDC, Atlanta

> **!** Die initiale Fieberphase dauert in der Regel wenige Tage, dann
> **●** kommt es zu einem freien Intervall bei etwa der Hälfte der Erkrankten, gefolgt von einer zweiten, schwereren Krankheitsphase. In der ersten Phase wäre die Erkrankung also von einer FSME nicht zu unterscheiden!

In einem Teil der Fälle wurden auch Komplikationen wie Hirnhaut-, Hoden- und Herzmuskelentzündungen, manchmal auch Blutungen aus dem Magen-Darm-Trakt beobachtet. Die Erkrankung führt nur sehr selten zum Tod (weniger als 0,2%).

Eine Verminderung der weißen Blutkörperchen in der akuten Phase der Erkrankung ist die Regel, Verminderungen der Blutplättchen und Gerinnungsstörungen kommen vor. Serologische Tests und PCR-Nachweismethoden (vgl. Kap. 4) wurden entwickelt, werden aber bisher in Deutschland nicht in der Routine angeboten. – Bisher existiert weder eine Impfung noch eine kausale Therapie.

Bakterielle Erkrankungen

Rickettsiosen
(vgl. Tab. 1, S. 30)

> Neben der Pest gibt es eine weitere Erkrankung, die in histori-
> scher Zeit nach Meinung mancher Autoren mehr Tote als alle
> Weltkriege zusammen verschuldet hat: Der *Flecktyphus*, ausgelöst
> von *Rickettsia prowazekii*, war verantwortlich für riesige Epidemi-
> en, die unter anderem in den Napoleonischen Feldzügen gegen
> Rußland kriegsentscheidende Bedeutung hatten, da von einer hal-
> ben Million Soldaten auf dem Rückzug schließlich nur noch etwa
> 2000 einsatzfähig waren. Fast alle Toten gingen auf das Konto des
> Flecktyphus. Diese Erkrankung wird von Kleiderläusen übertra-
> gen, wogegen die meisten anderen Rickettsienarten sich verschie-
> dener Zecken als Vektoren bedienen. Folgerichtig ist der Fleckty-
> phus mit dem weitgehenden Verschwinden der Läuse selten ge-
> worden; die von Zecken übertragenen Rickettsiosen sind dagegen
> unverändert häufig geblieben.

Drei Rickettsien-Gruppen Rickettsien sind obligat intrazellulär lebende, gramnegative Bakteri-
en. Sie werden, nicht zuletzt aus historischen Gründen, in drei Grup-
pen eingeteilt: die *Typhus-Gruppe* mit dem prominentesten, bereits
erwähnten Vertreter *Rickettsia prowazekii*, Erreger des Flecktyphus,
die *Spotted-Fever-Gruppe*, deren bekanntester Vertreter *Rickettsia
rickettsii*, der Erreger des Rocky Mountain Spotted Fever ist, und eine
dritte Gruppe, zu der nur *Rickettsia tsutsugamushi*, der Erreger des
Scrub-Typhus, gehört. Diese Art und der Erreger der Rickettsien-
pocken *(R. akari)* werden, soweit bekannt, als einzige von Milben
verbreitet.

Zahlreiche Rickettsienarten wurden weltweit in Zecken gefunden
und mit menschlichen Erkrankungen in Verbindung gebracht (siehe
Tab. 1). Andere wurden bisher nur aus Zecken isoliert, konnten aber
bisher noch nicht mit Krankheiten assoziiert werden.

Altweltzeckenfieber, »Fièvre boutonneuse«, Mittelmeerfleckfieber (MSF)
Das Altweltzeckenfieber, im englischen Sprachraum *Mediterranean
Spotted Fever (MSF)* genannt, kommt rund um das Mittelmeer und
rund um das Schwarze Meer vor. Es wurde 1909 in Tunesien von *Co-
nor* beschrieben. Der Erreger, *Rickettsia conori*, trägt seinen Namen.
Rickettsia conori Überträger sind Zecken, meist *Rhipicephalus*-Arten (deutscher Name:
Braune Zecken).

Typischerweise findet man an der Zeckenstichstelle nach Tagen ein (nicht immer) blauschwarz belegtes kleines Geschwür, die *Tache noire*, die manchmal von einem Hautausschlag umgeben ist (Abb. 24). Später tritt hohes Fieber zusammen mit Muskelschmerzen und starken Kopfschmerzen auf, dann folgt ein generalisierter Hautausschlag.

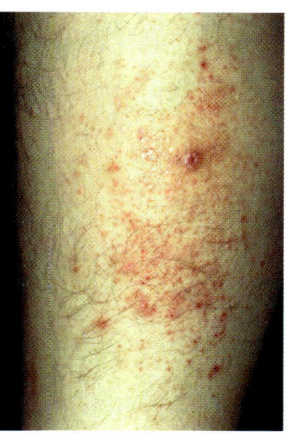

Bei etwa 6% der registrierten MSF-Fälle treten schwere Verläufe auf, 2% der Patienten sterben. Als Komplikation kann unter anderem eine interstitielle Nephritis (Niereninfektion) auftreten. 1999 kam es zu einer großen Epidemie in Süditalien, bei der mehrere Patienten verstorben sind.

Abb. 24
Primäre Hautsymptome beim Mittelmeerfleckfieber. Eine 16jährige Patientin erlitt anläßlich eines Zeltlagers in der Toskana im Juli 1998 einen Zeckenstich. 14 Tage später zeigte sich das typische Bild der (noch lokal begrenzten) Rickettsia-conori-Infektion mit zentralem Geschwür und umgebendem Hautausschlag. Generalisationssymptome bestanden noch nicht. Die 20tägige Therapie mit Doxycyclin führte zur vollständigen Ausheilung.
Hassler

Rocky Mountain Spotted Fever (RMSF)

Das RMSF wurde vor etwa hundert Jahren in den USA erstmals als *Black Measles* beschrieben. *Ricketts*, einer der Pioniere auf dem Gebiet der Rickettsienforschung, konnte bereits Anfang dieses Jahrhunderts nachweisen, daß das Rocky Mountain Spotted Fever auf Meerschweinchen übertragbar ist. Bereits zu dieser Zeit war *Dermacentor andersoni*, eine amerikanische Zeckenart, als Quelle der Erkrankung in der Diskussion. Heute wissen wir, daß auch andere Zeckenarten wie *Haemaphysalis*- und *Ixodes*-Zecken als Überträger des Erregers *Rickettsia rickettsii* (Abb. 25) in Frage kommen (vgl. auch Kap. 1).

Später wurden auch Fälle aus Kanada, Mittel- und Südamerika bekannt. Die meisten Fälle treten im Sommer auf. Die Infizierten entwickeln sechs bis acht Tage nach Zeckenstich Fieber, Kopf- und Gliederschmerzen, weitere drei Tage später ein charakteristisches Exanthem (»Rash«). Teilweise traten Übelkeit und Durchfall auf. Die Krankheit verläuft schwer; letale Verläufe auch bei

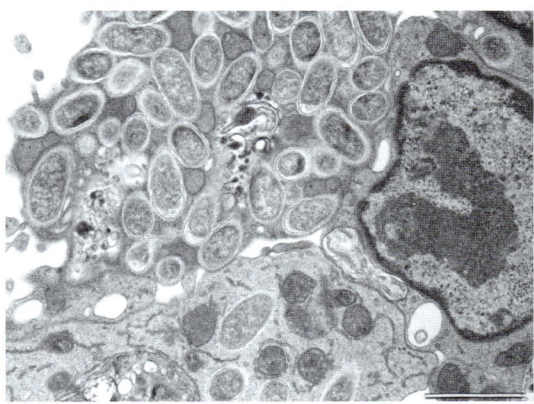

Abb. 25
Rickettsien in einer Wirtszelle. Rickettsien, wie die hier abgebildeten Erreger des Rocky Mountain Spotted Fever, gehören zu den Bakterien; sie können sich jedoch, ähnlich wie Viren, nur in lebenden Zellen vermehren.
Burgdorfer, Hamilton/Montana

Tab. 1

Ausgewählte Rickettsien und assoziierte Krankheitsbilder

Krankheitsbild	Art	Vektor	Verlauf	Verbreitung
Flecktyphus	R. prowazekii	Kleiderlaus	schwer, Rezidive häufig	früher weltweit, heute Afrika
Muriner Typhus	R. typhi	Rattenflöhe	eher mild	weltweit
Rickettsienpocken	R. akari	Mäuse-Milben (Allodermanyssus sp.)	mild	New York vermutlich weltweit
MSF, Altwelt-zeckenfieber	R. conorii		gelegentlich schwer	Mittelmeer, Afrika, Vorderasien
Israeli Spotted Fever		Rhipicephalus-Zecken	schwer	Naher Osten
RMSF, Rocky Mountain Spotted Fever	R. rickettsii	Dermacentor und andere Zecken	schwer, teilweise letal	Amerika
Kalifornische Flohrickettsiose	R. felis	Rattenflöhe	?	Westküste USA
Scrub-Typhus Tsutsugamushi-Fieber	R. orientalis R. tsutsugamushi	Ernte-Milben (Trombidien)	schwer, teilweise letal	Ost-/Südostasien
Oriental Spotted Fever	R. japonica	Haemaphysalis-Zecken	schwer	Japan
Sibirischer Zeckentyphus	R. sibirica	Zecken		Rußland, Pakistan
Astrakhan Fever	unbenannte Art	Rhipicephalus-Zecken	weniger schwer	südl. Rußland
Südafrikanisches Zeckenfieber	R. africae	Amblyomma-Zecken	schwer	Südafrika
Queensland Tick Typhus (QTT)	R. australis	Ixodes-Zecken	weniger schwer	Australien
Flinder Island Spotted Fever (FISF)	R. honei			Flinder Island bei Australien
?	R. slovaca	Dermacentor-Zecken	EM-artige Hautläsion	Techechien, Schweiz, Frankreich
?	R. massiliae	Rhipicephalus-Zecken	?	
?	R. helvetica	Ixodes-ricinus-Zecken	?	

zuvor Gesunden sind bekannt, wobei starke regionale Unterschiede in verschiedenen Epidemien berichtet wurden.

Bei den schweren Verlaufsformen kommt es zu Lungen- und Nierenversagen, Blutungen und Schock. Langzeitschäden kommen vor. Wird die Erkrankung rechtzeitig erkannt und behandelt, ist dies aber sehr selten.

Das Südafrikanische Zeckenfieber (SASF)

Rickettsia africae, der Erreger des Südafrikanischen Zeckenfiebers, wird hauptsächlich von *Amblyomma-hebraeum*-Zecken (vgl. Kap. 1) übertragen.

Die Häufigkeit der Infektion ist in den Endemiegebieten unglaublich hoch, auch Touristen werden regelmäßig infiziert. Das Krankheitsbild, ein typisches *spotted fever*, ist ähnlich wie das des Altweltzeckenfiebers mit initialer *Tache noire* (Abb. 26) und anschließendem hochfieberhaftem Generalisationsstadium. Es kann in einzelnen Fällen tödlich verlaufen.

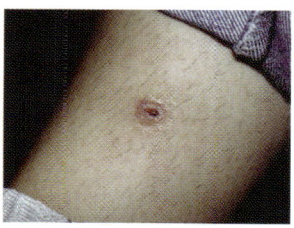

Abb. 26
Primärsymptom (Tache noire) *beim Südafrikanischen Zeckenfieber. Die von* Rickettsia africae *verursachte Infektion ähnelt dem Mittelmeerfleckfieber und ist in Südafrika sehr häufig.*
Hassler

Q-Fieber

1937 wurde das Q-Fieber von *Derrick* erstmals in Australien als klinische Entität beschrieben. In der Folge wurden Q-Fieber-Fälle aus fast allen Ländern der Welt mit Ausnahme von Neuseeland bekannt. Größere Epidemien wurden in Bulgarien in den neunziger Jahren beobachtet, nachdem vermehrt Ziegen gehalten wurden. Dieser Zusammenhang mit der Haltung bzw. Verarbeitung von Schafen oder Ziegen besteht praktisch immer.

In Deutschland sind etwa zehn größere Ausbrüche beobachtet worden (vgl. Kap. 3). Da die Erkrankung keine absolut typischen Symptome zeigt, kommt es immer wieder zu Verzögerungen bei der Diagnosestellung.

Coxiella burnetii ist ein obligat intrazellulär lebender Erreger, der zu den Rickettsien gehört, wegen einiger grundsätzlich anderer Eigenschaften aber in eine eigene Gattung gestellt wurde. Eine auffallende Besonderheit von *Coxiella* ist die sehr hohe Resistenz gegen Austrocknung und Lichtexposition, weshalb noch nach Monaten sekundäre Infektionen, vor allem durch Aerosole, möglich sind.

Coxiella burnetii

Primäre Überträger des Q-Fiebers sind in Europa Zecken der Gattung *Dermacentor*, die den langfristigen Infektionszyklus unterhalten. Die für den Menschen bedeutendste Verbreitung erfolgt jedoch auf aerogenem Weg, wobei Haustiere – Schafe, Ziegen, Rinder – in den Infektionskreislauf einbezogen sind. (siehe Kap. 3, Abb. 37).

Zwei klinische Varianten sind bekannt: die *akute* und die *chronische* Form des Q-Fiebers.

■ Bei der *akuten* Form kommt es nach Aerosolübertragung (sehr selten nach Zeckenstich oder Genuß infizierter Milch) mit einer Inkubationszeit von ca. 20 Tagen in vielen Fällen nur zu einem milden, mehr oder weniger fieberhaften Infekt, in manchen Fällen aber auch zu einem hochfieberhaften Krankheitsbild mit Kopf- und Gliederschmerzen, häufig begleitet von einer atypischen Pneumonie (Abb. 27). Komplikationen sind nicht selten, neben einer granulomatösen Hepatitis können Myoperikarditiden (Entzündungen des Herzmuskels bzw. des Herzbeutels) und Meningitiden (Hirnhautentzündungen) auftreten.

Atypische Pneumonie

■ Die *chronische* Form führt häufig zu Endokarditiden (Herzklappenentzündungen), die nach einer Latenz von 3 bis 20 Jahren beobachtet wurden.

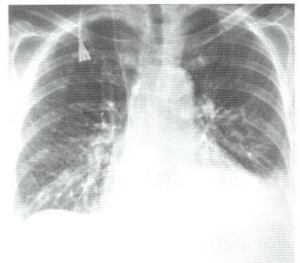

Abb. 27
Atypische Pneumonie beim Q-Fieber. Abweichend von anderen Rickettsien verursacht Coxiella burnetii *beim Menschen eine Lungenentzündung, die sich röntgenologisch nicht von einer virusbedingten Pneumonie unterscheiden läßt.*
CDC, Atlanta

Da eindeutige Symptome fehlen und die radiologische Diagnose einer atypischen Pneumonie viele Differentialdiagnosen beinhaltet, kann die endgültige Diagnose meist nur serologisch gestellt werden. Hierfür finden zwei Antigene Verwendung: Bei der frischen Infektion werden zunächst Antikörper gegen das Phase-II-Antigen gebildet, dann folgen im weiteren Krankheitsverlauf (in der Komplementbindungsreaktion = KBR nach etwa zehn Wochen) Antikörper gegen das Phase-I-Antigen. Beide können per KBR oder Immunfluoreszenztest nachgewiesen werden (vgl. Kap. 4).

Das Q-Fieber wird in der Regel mit Tetracyclin-Derivaten, heute in der Regel mit Doxycyclin (200 mg/20 Tage) behandelt. Bei der chronischen Form reicht dies nicht aus; in diesem Fall muß über mehrere Monate bis Jahre mit einer Kombination aus Doxycyclin und Rifampicin oder Trimethoprim/Sulmethoxazol behandelt werden. In vitro sind auch moderne Makrolide und Gyrasehemmer wirksam; kontrollierte Studien zu diesen Präparaten existieren aber noch nicht.

Ehrlichiosen

Ehrlichien sind kleine, obligat intrazellulär lebende gramnegative Bakterien, die nahe mit Rickettsien verwandt sind. Die verschiedenen Arten haben im Laufe der Evolution eine spezifische Zellaffinität entwickelt. Einige leben ausschließlich in Granulozyten, andere nur in

Monozyten. Eine Art, die allerdings (soweit man weiß) beim Menschen nicht vorkommt, lebt in Thrombozyten.

Granulozytäre Form: Human Granulocytic Ehrlichiosis (HGE)

Die HGE wird von einer noch unbenannten Ehrlichienart verursacht, die nahe mit *E. phagozytophila* und *E. equi* verwandt ist. Vektoren sind nach derzeitiger Kenntnis vor allem *Ixodes*-Zecken, die auch Hauptüberträger der Borreliose sind.

Die Zecken bleiben, wenn sie den Erreger bei einer Blutmahlzeit an einem bakteriämischen Wirt aufgenommen haben, über alle Stadien infiziert und geben die Ehrlichien bei der nächsten Blutmahlzeit weiter, weil diese in den Speicheldrüsen der Zecken persistieren.

Reservoire sind unter anderem Schafe, Weißwedelhirsche (*Odocileus virginianus*, das amerikanische Äquivalent unserer Rehe), aber auch Mäusearten wie *Peromyscus leucopus* (Weißfuß-Hirschmaus) und Wühlmäuse.

Akute Erkrankungen (Tab. 2) wurden fast ausschließlich in den Sommermonaten beobachtet. 53% der bisher bekannten Patienten wurden hospitalisiert, 5% starben. Nicht immer verläuft die HGE spontan limitiert. Schwere Komplikationen inklusive letaler Verläufe wurden wie bei der HME bekannt. Neben neurologischen Komplikationen bis hin zur Meningitis in der Akutphase konnten auch Panzytopenien (ein akuter Mangel an Blutkörperchen jeglicher Art) durch Befall der Vorläuferzellen im Knochenmark beobachtet werden.

Fast nur im Sommer

Tab. 2

Leitsymptome der HGE (nach *Walker*)	
Fieber	**100%**
Myalgien	**98%**
Rigor	**95%**
Gewichtsabnahme	37%
Schwindel	39%
Erbrechen	34%
Lymphknotenschwellungen	2%
Durchfälle	10%
Leibschmerzen	8%
Verwirrtheit	17%
Hautausschlag	2%
Leukopenie	50%
Thrombopenie	**92%**
Transaminasenerhöhung	**91%**

Da die Erkrankung chronisch verlaufen kann, sind wiederkehrende Fieberschübe mit schweren Allgemeinsymptomen gelegentlich zu beobachten. Bei einem eigenen Fall konnten wir nachvollziehen, daß sich der Betroffene 1990 in Kansas/USA nach multiplen Zeckenstichen infiziert hatte.

> Über acht Jahre traten die Fieberschübe zunächst etwa in 14tägigem Abstand, später etwa alle zwei Monate auf. Immer wieder wurden umfangreiche serologische und klinische Untersuchungen veranlaßt, die keinerlei tragfähige Diagnose erbrachten. Erst im August 1998 konnte durch Nachweis spezifischer Antikörper und Bestätigung mit dem Westernblot die Ätiologie geklärt werden. Nach 30tägiger Doxycyclin-Therapie wurde der Patient erstmals seit Jahren wieder beschwerdefrei.

Monozytäre Form: Human Monocytic Ehrlichiosis (HME)

Ehrlichia chaffeensis

Der Erreger der HME, *Ehrlichia chaffeensis*, wurde erstmals aus dem Blut eines erkrankten Patienten isoliert. Später wurde er in *Amblyomma*-Zecken und Weißwedelhirschen aus vielen Gegenden der USA gefunden. Beide scheinen für die Verbreitung der HME eine entscheidende Rolle zu spielen, da die Weißwedelhirsche nach Infektion den Erreger über längere Zeit im Blut tragen. Deshalb können Zecken im Larven- oder Nymphenstadium den Erreger problemlos aufnehmen und bei ihrer nächsten Blutmahlzeit weitergeben.

Tab. 3

Leitsymptome der HME (nach *Fishbein*)	
Fieber	97%
Kopfschmerzen	81%
Muskelschmerzen	68%
Gewichtsabnahme	66%
Schwindel	48%
Lymphknotenschwellungen	25%
Durchfälle	25%
Leibschmerzen	22%
Verwirrtheit	20%
Hautausschlag	36%
Leukopenie	60%
Thrombopenie	68%
Transaminasenerhöhung	86%

Während bei der Borreliose Mäuse das eigentliche Reservoir darstellen und Rehe und Hirsche lediglich als Transportmittel borrelienhaltiger Zecken dienen, haben sie für die Ehrlichiose den Charakter eines echten Reservoirs.

Die HME imponiert als systemische Erkrankung mit gewissen Ähnlichkeiten zum Rocky Montain Spotted Fever. Die meisten Symptome sind eher unspezifisch (siehe Tab. 3). In der von *Fishbein* vorgestellten Referenzserie der CDC scheinen schwere Verläufe deutlich überrepräsentiert zu sein, da in einer prospektiven Untersuchung an US-amerikanischen Soldaten gefunden wurde, daß 67% der Erkrankungen als asymptomatische Serokonversionen ablaufen.

Andere Autoren haben diskutiert, daß es sich durchaus um unterschiedliche Ehrlichienarten gehandelt haben könnte, da die derzeit eingesetzten serologischen Testverfahren erhebliche Kreuzreaktionen zeigen.

> **!** Komplikationen der HME können in Form von Meningitiden, Lungenentzündungen (bis hin zum akuten Lungenversagen) und anderen Organbeteiligungen wie etwa Herzmuskelentzündungen ablaufen. Auch die HME endet unbehandelt nicht selten tödlich.

Thrombozytäre Form

Bei Hunden wurde auch eine Ehrlichie *(E. platys)* gefunden, die sich in Thrombozyten vermehrt. Bei Stichproben fand man in einzelnen Hundepopulationen in Taiwan zwischen 8 und 90% Infizierte. Diese Art kommt wie *E. canis* in zahlreichen Ländern vor und kann für schwer verlaufende Ko-Infektionen mit diesem Erreger verantwortlich sein.

Ehrlichia platys

Im Prinzip können sowohl HGE als auch HME durch Färbung von peripheren Blutausstrichen erkannt werden. Die Erreger stellen sich in den spezifischen Wirtszellen als »Morula« (lat. für Maulbeere) dar. (Abb. 28) Die Sensitivität dieses Nachweisverfahrens ist bei der HGE deutlich günstiger, bei der HME gelingt der Nachweis nur im Ausnahme-

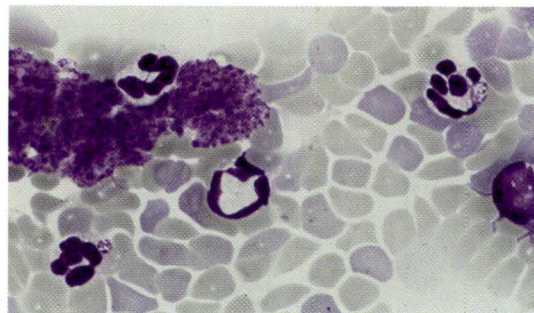

Abb. 28
Granulozytäre Ehrlichiose (Blutausstrich vom Hamster). In zwei der abgebildeten weißen Blutkörperchen (Granulozyten) sind die typischen maulbeerartigen Strukturen, die Vermehrungsstadien der Ehrlichien, sichtbar (Pfeile). Der Befall und die Zerstörung der Vorläuferzellen im Knochenmark führen zu einer Verminderung ihrer Zahl im Blut (Leukopenie).
Munderloh, Minneapolis

fall. Bei der üblichen *maschinellen* Auswertung der Differential-blutbilder besteht naturgemäß keine Chance, den Erreger zu erkennen.

Kreuzreaktivität

Die serologische Kreuzreaktivität zwischen einigen Ehrlichienarten ist groß. Dies macht man sich im klinischen Alltag zunutze, indem man zur Diagnose von *E. chaffeensis* die verwandte, aber besser kultivierbare Art *E. canis* verwendet. Zur serologischen Diagnostik der HGE (Abb. 29) wird meist *E. equi* verwendet.

Der Nachteil dieser Methode besteht darin, daß zwischen möglicherweise unterschiedlich pathogenen, aber kreuzreagierenden Arten nicht unterschieden werden kann. Da weltweit bei Borreliose-Infizierten zwischen 6 und 14% serologische Hinweise auf eine gleichzeitige Ehrlichiose-Infektion gefunden werden, stellt sich zumindest die Frage, ob weniger pathogene Ehrlichien hierfür verantwortlich sein könnten. Dies würde erklären, daß bayerische Waldarbeiter zu 14% seropositiv waren, ohne daß man Hinweise auf ein schweres Krankheitsbild der Betroffenen gefunden hat.

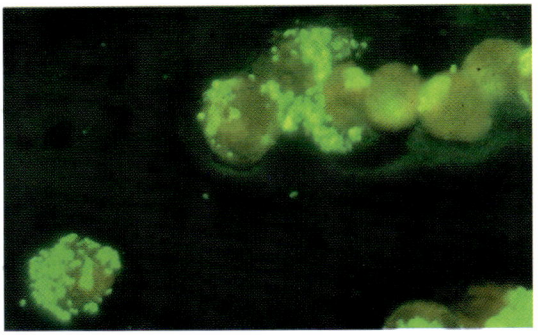

Abb. 29
Nachweis von Ehrlichia-Antikörpern mit dem Immunfluoreszenztest. Der Nachweis einer Ehrlichien-Infektion erfolgt überwiegend auf serologischem Wege (vgl. Kap. 4). Die Antigen-Antikörper-Bindung wird durch eine Fluoreszenz-Markierung sichtbar gemacht.
Munderloh, Minneapolis

Auch die Polymerase-Kettenreaktion (PCR) stellt ein zur Diagnose der Ehrlichiosen geeignetes Verfahren dar; geeignete Primer (»Starter«-Moleküle) für die verschiedenen Arten lassen eine speziesspezifische Diagnose zu, was angesichts der bereits diskutierten Unsicherheiten der Serologie vielleicht einige offene Fragen zu beantworten hilft.

Da Ehrlichien nur innerhalb von Zellen leben, sind nur wenige Antibiotikagruppen in der Lage, den Keim zu treffen. Standard in der Therapie der Ehrlichiosen ist Doxycyclin. Im allgemeinen werden 2 × 100 mg über 14 bis 20 Tage empfohlen. Neuere Makrolide und Fluorochinolone sind ebenfalls wirksam. Grundsätzlich *nicht* wirksam sind Penicilline und Cephalosporine. Systematische Untersuchungen zur vergleichenden Therapie mit den verschiedenen theoretisch in Frage kommenden Antibiotika existieren bisher nicht.

Die Tularämie (Hasenpest)

Der Erreger, der heute *Francisella tularensis* genannt wird, wurde erstmals 1912 im Tulare County (Kalifornien) aus Körpermaterial verendeter *Ground Squirrels,* einer Eichhörnchenart, isoliert. *E. Francis* entdeckte die Zusammenhänge zwischen den Erkrankungen bei Nagern und einer damals als »*Deer Fly Fever*« bezeichneten Erkrankung bei Menschen.

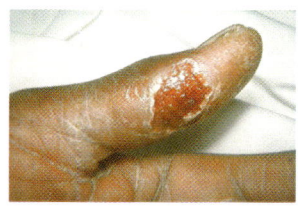

Abb. 30
Primärläsion bei der Tularämie (»Hasenpest«). Bei Infektionen durch das Bakterium Francisella tularensis kommt es beim Menschen am häufigsten zu lokalen Geschwürsbildungen. Seltener ist ein Befall innerer Organe.
Knapp, Univ. Erlangen

In Schweden wurde die Tularämie 1931 erstmals beschrieben. Hier existiert ein natürliches Verbreitungsgebiet am Rande der Ostsee in Mittelschweden. Immer wieder kam es hier zu großen Ausbrüchen, die teilweise epidemischen Charakter annahmen. Allein 1966/67 erkrankten mehrere tausend Menschen. In Rußland wurden sogar Epidemien mit mehr als hunderttausend Erkrankungen während des Zweiten Weltkriegs beobachtet.

Francisella tularensis ist ein gramnegatives rundliches Bakterium, das in der Regel nur in cysteinhaltigen Medien oder intrazellulär gut wächst. Aus diesem Grund kann es bei Verwendung üblicher Blutkulturmedien übersehen werden. Zwei Varianten (Typ A und B) sind bekannt. Typ A *(Biovar tularensis)* kommt nur in Nordamerika vor und ist für wesentlich aggressivere Krankheitsverläufe verantwortlich als der weltweit vorkommende Typ B *(Biovar palaearctica).* Hauptreservoir sind Wildhasen und andere Nager.

Mehrere Übertragungswege sind bekannt. Der erste ist der unmittelbare Kontakt mit Blut infizierter Tiere, etwa beim Schlachten von Wildhasen. In diesen Fällen ist die Inkubationszeit oft sehr kurz (zwei bis fünf Tage), da es zu einer primären Sepsis kommt. Auch der Genuß einer unzureichend erhitzten Hasenmahlzeit kann zur Infektion führen. Kuhmilch wurde ebenfalls für einen Ausbruch verantwortlich gemacht, wobei der Infektionsmodus nicht geklärt werden konnte.

Der andere wesentliche Weg ist die Übertragung durch Zecken (vorwiegend der Gattung *Dermacentor,* seltener auch durch *Ixodes*-Zecken) und Stechmücken. In einer Untersuchung an *Dermacentor*-Zecken in Tschechien wurden durchschnittlich 2,8% infizierte Zecken gefunden. Da es bei dieser Variante zur Übertragung viel geringerer Erregerzahlen kommt, ist die Inkubationszeit meist länger (6 bis 30 Tage).

Ein dritter Infektionsmodus konnte in Schweden für den größten Ausbruch in den Jahren 1966/67 wahrscheinlich gemacht werden: die Inhalation erregerhaltigen Materials. 1966 war es zu einem mas-

Mehrere Übertragungswege

senhaften Sterben von Nagern gekommen, und viele dieser Nager starben in Feldscheunen. Die Kadaver lagen oft im Heu, und beim Umsetzen und Verladen des Heus kam es zur Bildung eines hochinfektiösen Aerosols, das nach Einatmung eine primär pneumonische Verlaufsform auslöste.

Die Tularämie ist aus vielen Ländern, vor allem der nördlichen Hemisphäre, bekannt, aber nicht häufig. Die meisten Fälle traten sporadisch auf, immer wieder wurden kleinere Serien berichtet; große Epidemien gab es nur selten. In Nordamerika rechnet man mit etwa 1500 Erkrankungen pro Jahr, in Skandinavien sind es einige Dutzend, in Tschechien und der Slowakei etwa je zehn. Die Dunkelziffer dürfte aber wegen der Schwierigkeiten der Diagnose und der Vielfalt der Symptome erheblich sein.

> In Europa existieren mehrere Endemiegebiete, dazu gehören ganz Skandinavien und Westrußland, Tschechien und die Slowakei sowie Teile Österreichs. Daten aus Deutschland fehlen praktisch völlig. Japan meldete bisher insgesamt 1400 Erkrankungen in sieben Jahrzehnten.

Varianten-reichtum Die Tularämie zeigt einen auffällig großen Variantenreichtum im klinischen Verlauf. Bei Übertragung durch Zecken- oder Mückenstich entsteht an der Stichstelle oft ein typisches, wie ausgestanzt wirkendes, schlecht heilendes Geschwür. Danach kommt es nach lymphogener Ausbreitung zu lokoregionären Lymphknotenschwellungen (*ulzeroglanduläre* Form). Bei Schmierinfektion über die Eintrittspforte Auge nach direktem Kontakt mit Sekreten infizierter Tiere tritt eine sehr schmerzhafte Konjunktivitis mit Lymphknotenschwellungen auf (*okuloglanduläre* Form).

Die eher seltene *intestinale* Form, bei der der Infektionsweg offensichtlich über den Magen-Darm-Trakt (unzureichend erhitztes Fleisch infizierter Tiere) verläuft, zeigt als Leitsymptome eine Rachenentzündung, Erbrechen, Leibschmerzen und Durchfälle. Die primär *pneumonische* Form ist selten und entsteht nach Inhalation erregerhaltigen Materials.

Die septische Verlaufsvariante, die besonders häufig nach Kontakt mit Blut infizierter Tiere beobachtet wird, wurde früher als *typhoide* Form bezeichnet. Kopfschmerzen, Schweißausbrüche und hohes Fieber sind obligat; als Komplikationen wurden Hirnhautentzündung, Entzündungen des Herzbeutels und Knochenmarkentzündungen beschrieben; eine Entzündung der Skelettmuskulatur im Rahmen der Infektion kann zu einer Beeinträchtigung der Nierenfunktion führen (nur beim Typ A).

Der Erreger kann aus verschiedenen Körpermaterialien (Abstriche aus dem Primärulkus, Punktionsmaterial wie Pleuraexsudate oder Knochenmarksaspirate) angezüchtet werden. Die klassischen serologischen Verfahren verlieren dagegen eher an Bedeutung, da erst der Titeranstieg beweisend ist, was für die Therapieentscheidung natürlich wesentlich zu spät kommt.

> Differentialdiagnostisch müssen vor allem Rickettsiosen bedacht werden, da das Primärulkus bei einer Tularämie der *Tache noire* bei Rickettsiosen stark ähneln kann. Auch die septische Form ist durchaus ähnlich.

In früheren Jahren galt Streptomycin als Standard in der Therapie der Tularämie. Allerdings wurden nach dieser Therapie oft Rückfälle beobachtet. Später wurden vermehrt Tetracyclin-Derivate angewendet; ab den frühen achtziger Jahren erkannte man die besonders gute Wirksamkeit von Aminoglykosiden. Zumindest in Einzelfällen kann es auch nach Aminoglykosiden Rückfälle geben. In diesem Fall war ein Gyrasehemmer (Ciprofloxacin oral über 28 Tage) schließlich kurativ. **Aminoglykoside, Ciprofloxacin**

Größere systematische Therapiestudien existieren nicht. Die größte publizierte Einzelserie umfaßte neun Patienten, die mit Gentamicin erfolgreich behandelt wurden.

Eine Lebendimpfung ist in einigen Ländern (z.B. Tschechien) verfügbar bzw. wird entwickelt (USA). Im übrigen gelten die üblichen Vorsichtsmaßnahmen vor Zeckenstichen (vgl. Kap. 7) bzw. die Vermeidung von Kontakten mit Hasenblut.

Rückfallfieber-Borrelien

Bereits lange vor der Lyme-Borreliose waren mehrere andere Borrelienarten bekannt, die für untereinander sehr ähnliche Krankheitsbilder verantwortlich sind. Man faßt diese unter dem Begriff Zecken-Rückfallfieber (im Unterschied zum Läuse-Rückfallfieber, das als einzige Art durch Kleiderläuse übertragen wird) zusammen. **Zecken-Rückfallfieber**

Die erste wissenschaftliche Beschreibung stammt von *Craigie* aus dem Jahre 1843. Ihm war aufgefallen, daß diese Erkrankung in typischen Zyklen verläuft, die Patienten jeweils Fieberschübe erlitten, zwischen diesen Schüben aber relativ beschwerdefrei waren.

Dutton und *Todd* konnten 1905 erstmals die verantwortlichen Spirochäten in Zecken nachweisen, so daß die Übertragung durch Weichzecken der Gattung *Ornithodorus* ab dieser Zeit bekannt war.

Im Laufe der Zeit wurde in vielen Gegenden der Welt das Zecken-Rückfallfieber nachgewiesen.

Rückfallfieber-Borrelien unterscheiden sich nur wenig von den Erregern der Lyme-Borreliose. Sie gehören ebenfalls zu den Spirochäten, schraubenartig gewundenen, etwa 15 µm langen und sehr schmalen Bakterien. Diese sind aktiv beweglich, weil sie an ihrer **Flagellen** Außenhaut sogenannte Flagellen tragen. Dies sind membranartige Strukturen, die wie ein Muskel aktiv verkürzt werden können. So kann sich die Borrelie auch im Gewebe aktiv fortbewegen.

Wenn eine Zecke Borrelien mit ihrer Blutmahlzeit aufnimmt, so gelangen diese zunächst in den sogenannten Mitteldarm. Dort vermehren sie sich und wandern dann aktiv in die Speicheldrüsen der Zecke ein, von wo sie bei der nächsten Blutmahlzeit mit dem Speichelsekret wieder in den nächsten Wirt gelangen können. Ein Teil der Arten wird auch auf die Zeckeneier übertragen, so daß die nächste Zeckengeneration schon von vorneherein infiziert sein kann.

Fast alle Rückfallfieber-Borrelien werden durch Zecken der Gattung *Ornithodorus* (siehe Kap. 1, Abb. 21) übertragen. Interessanterweise gehört zu fast jeder *Ornithodorus*-Art jeweils eine spezielle Borrelienart (Tab. 4).

Einige dieser Erreger sind für Menschen nicht pathogen, können aber in anderen Säugetieren Krankheiten verursachen. So ist *Borrelia coriacea* für Fehlgeburten bei Hirschen und Rindern verantwortlich. *Borrelia anserina* ist nur für Vögel pathogen.

> **!** Rückfallfieber-Borrelien besitzen die Fähigkeit, ihre Oberflächenstrukturen immer wieder zu verändern, so daß das Immunsystem sie nicht mehr wahrnimmt. Daher kommt es im Laufe der Erkrankung zu zahlreichen Rückfällen, für die jeweils eine neue Antigenvariante verantwortlich zeichnet. Wenn man so will, kann man dies als Tarnkappe betrachten, die dem Erreger ermöglicht, dem Immunsystem zu entgehen. Daher sind sechs bis zehn fieberhafte Episoden, unterbrochen von Phasen relativer Beschwerdefreiheit, die Regel.

Während der Fieberschübe, die meist drei bis fünf Tage dauern, wirkt der Patient schwerkrank, klagt über Muskel- und Gliederschmerzen, oft auch Übelkeit und Schwindel, Blutdruckabfall und beschleunigten Herzschlag. Nach einem letzten hohen Fieberanstieg kommt es zur relativen Gesundung, der nächste Schub folgt meist nach etwa sieben Tagen.

Während der Fieberschübe lassen sich die Rückfallfieber-Borrelien oft in relativ hoher Zahl im Blut nachweisen. Gleichzeitig besteht oft

Tab. 4

Rückfallfieber-Borrelien und ihre Überträger

Borrelienart	Überträger (Zeckenart)	Vorkommen
Borrelia duttoni	*Ornithodorus moubata*	Zentralafrika
Borrelia hispanica	*O. erraticus*	Iberien, Nordafrika
Borrelia crocidurae	*O. erraticus*	Nordafrika
Borrelia merionesi	*O. erraticus*	Ägypten, Senegal
Borrelia microti	*O. erraticus*	Türkei, Kenia
Borrelia dipodilli	*O. erraticus*	Iran
Borrelia persica	*O. tholozani*	Asien bis Ägypten
Borrelia caucasica	*O. verrucosus*	Kaukasusregion
Borrelia latyschewii	*O. tartakovskii*	Iran, Zentralasien
Borrelia hermsii	*O. hermsii*	West-USA
Borrelia turicatae	*O. turicata*	Südwest-USA
Borrelia mazzoni	*O. talaje*	Süd-USA
Borrelia venezulensis	*O. rudis*	Zentral- u. Südamerika
Borrelia coriacea	*O. coriaceus*	West-USA
Borrelia theileri	*Rhipicephalus spp.*	weltweit
Borrelia anserina	*Argas spp.*	weltweit
Borrelia recurrentis	**Kleiderlaus**	Äthiopien

eine Verminderung der Zahl der Blutplättchen (Thrombopenie). Etwa zwei bis drei Wochen nach Krankheitsbeginn können auch Antikörper nachgewiesen werden. **Thrombopenie**

Grundsätzlich sind dieselben Medikamente wie bei der Lyme-Borreliose wirksam. Geeignet in der Akutphase sind Tetracyclin-Präparate oder Penicilline, die bei Bedarf auch intravenös verabreicht werden können. Ähnlich wie bei der Lyme-Borreliose kann zu Beginn der Therapie oft eine *Herxheimer*-Reaktion auftreten (siehe Kap.6, Lyme-Borreliose). **Herxheimer-Reaktion**

> Beim Läuse-Rückfallfieber war schon bei Gabe von Doxycyclin in Tablettenform die *Herxheimer*-Reaktion in einigen Fällen so heftig, daß die Patienten unter dem Bild einer Schocklunge starben. Deshalb ist man dazu übergegangen, die Dosierung des Doxycyclins mit maximal 50 mg zu beginnen und erst nach zwei Tagen auf die volle Dosis zu gehen.

Lyme-Borreliose

Die Lyme-Borreliose ist ausführlich in Kapitel 6 beschrieben.

Protozoen

Babesiose

Babes beschrieb 1888 eine verheerende Viehseuche, die zuvor mehrere zehntausend Rinder getötet hatte, und erkannte als erster Protozoen (einzellige Organismen) als Ursache. Schon 1893 publizierte *Theobald Smith* mit seinem Kollegen *F. L. Kilmore* eine grundlegende Arbeit, in der er den Erreger des *Texas Cattle Fever, Babesia bigemina* und die Rolle der Zecken bei der Übertragung der Krankheit beschrieb.

Wieder einmal vergingen fast hundert Jahre, bis die Rolle ähnlicher Erreger für menschliche Erkrankungen offenbar wurde. Zwar gab es ganz vereinzelte Berichte über solche Erreger schon in den letzten Jahrzehnten, doch so richtig aufmerksam wurde die Welt, als in der Gegend im Osten der USA, wo auch die Borreliose wiederentdeckt worden war, eine ganze Anzahl von Erkrankungen durch Babesien **Nantucket** bekannt wurde. Vor allem Nantucket Island wurde bald als Fokus er- **Island** kannt; die Übertragung durch Zecken konnte nachgewiesen werden. Verursacher war hier die Art *Babesia microti.*

Babesien gehören wie die Erreger der Malaria zu den Protozoen. Sie sind einzellige Parasiten, die intrazellulär in Erythrozyten leben; sie messen ca. 4×2 µm und imponieren meist durch eine doppelt birnenförmige Gestalt (Abb. 31). *Babesia* ist nach *Babes* benannt, der 1888 erstmals den Erreger bei Rindern nachgewiesen hat. Zahlreiche Arten sind inzwischen beschrieben worden. Die meisten sind nur bei Tieren als pathogen bekannt. Für menschliche Erkrankungen ist in Amerika in der Regel *B. microti,* in Europa *B. divergens* verantwortlich.

Grundsätzlich wird die Babesiose primär von Zecken übertragen. Für die humanpathogenen Arten ist meist die Gattung *Ixodes* Überträger. Vektoren der tierpathogenen Babesien sind auch andere Zeckenarten wie *Boophilus, Dermacentor* und *Rhipicephalus* (vgl. Kap. 1).

Sekundäre Infektionen über Bluttransfusionen wurden nicht selten beobachtet und haben zu teils sehr schweren Verläufen geführt. Dies kann deshalb zum Problem werden, weil mögliche Blutspender lange Zeit (Monate bis Jahre!) nach der klinischen Ausheilung der akuten Erkrankung den Erreger noch im Blut haben können.

Berichte über klinisch manifeste Erkrankungen beziehen sich in der Regel in Europa auf *B. divergens*, in Amerika auf *B. microti*. Vereinzelt wurden aber auch andere Arten (z. B. *B. equi*) beim Menschen gefunden, weshalb zu erwarten ist, daß bei genauerer Suche auch andere Arten den Menschen infizieren können (Tab. 5).

Die Pathogenität der Arten für den Menschen ist nicht ganz klar. Während man in früheren Jahren glaubte, daß die Babesiose nur bei Splenektomierten ein klinisch relevantes Krankheitsbild auslösen könne, wurden vor allem in den USA in den letzten Jahren vermehrt schwere Verläufe bei zuvor gesunden Personen beobachtet. Vor allem im Endemiegebiet von Nantucket Island wurden mehr als hundert derartige Erkrankungen registriert, wobei unklar ist, warum hier auch Gesunde erkranken, während in den meisten anderen Gebieten der USA nach wie vor die Splenektomie ein Hauptrisiko für eine klinisch manifeste Babesiose zu sein scheint. **Nur nach Splenektomie?**

Die Babesiose beim Menschen ist eine der Malaria nicht ganz unähnliche Infektion. Nach einer Inkubationszeit von ein bis vier Wochen entwickelt sich ein systemisches Krankheitsbild mit Abgeschlagenheit und Gewichtsverlust. Dann steigt das Fieber kontinuierlich an, Schüttelfröste treten auf, gefolgt von generalisierten Muskel- und Gliederschmerzen sowie starken Kopfschmerzen. Die Milz ist **Der Malaria nicht un- ähnlich**

Tab. 5

Ausgewählte Babesien-Arten und ihre Überträger

Babesienart	Vektor (Zeckenart)	infiziert werden u. a.	Vorkommen
Babesia microti	*Ixodes dammini*	Menschen, Nager	USA
B. divergens	*Ixodes ricinus*	Menschen	Europa
B. bigemina	*Boophilus-Zecken*	Kühe (Texas Cattle Fever)	weltweit
B. bovis	*Boophilus-Zecken*	Kühe	weltweit
B. major	*Haemaphysalis*	Kühe	Europa, Nordafrika
B. equi	*Hyalomma, Rhipicephalus*	Pferde, vereinzelt Menschen	weltweit
B. caballi	*Hyalomma, Rhipicephalus*	Pferde	weltweit
B. trautmanni	*unbekannt*	Schweine	Südeuropa
B. ovis	*Rhipicephalus*	Schafe, Steinböcke etc.	Europa, Afrika
B. canis	*Rhipicephalus, Dermacentor*	Hunde	Europa, Afrika, Amerika
B. gibsoni	*Rhipicephalus*	Hunde	Asien
B. felis	*unbekannt*	Katzen	Afrika, Asien
B. benneti		Vögel	

oft vergrößert. Häufig werden rezidivierende Schübe über Wochen beobachtet. Eine Hämoglobinurie (blutiger Urin) tritt ziemlich regelmäßig auf, direkt pathognomonische Symptome existieren aber nicht.

Im Verlauf kommt es manchmal zu schwerer Blutarmut (Anämie), »Gelbsucht« und Nierenversagen. Generell scheint der Verlauf meist selbstlimitierend und günstig zu sein; einzelne schwere Verläufe haben aber zum Tod der Patienten geführt, wobei manchmal Koinfektionen mit anderen Erregern wie Borrelien diskutiert wurden. Bei 240 an Borreliose erkrankten Patienten fand man immerhin in 11% Koinfektionen und kam zu dem Ergebnis, daß hierdurch schwerere klinische Verläufe ausgelöst wurden.

Babesiose bei Tieren

Rinder und Schafe

B. bigemina verursacht das bereits erwähnte Texas Cattle Fever, eine schwer und hochfieberhaft verlaufende Erkrankung der Rinder mit Anämie, Hämaturie, Ikterus und Hepatosplenomegalie. Letale Verläufe sind nach früheren Berichten sehr häufig. Dem steht ein wenig entgegen, daß *Sahibi* (1998) bei marokkanischen Rindern Infektionsraten bis zu 40% gefunden hat, wobei sogar noch ein ähnlich hoher Prozentsatz mit *B. bovis* infiziert war, ohne daß es zu größeren Serien von Todesfällen kam. Warum manche Ausbrüche mit einer hohen Letalität einhergehen und andere keine meßbar erhöhten Verluste verursachen, bleibt weiter unklar.

B. ovis infiziert hauptsächlich Schafe, wurde aber auch in Mufflon- und Steinwild, zum Beispiel in den Pyrenäen, gefunden. *Yeruman* beobachtete, daß Lämmer, die in der Winterzeit geboren wurden, meist von Larven der übertragenden Zeckenart *Rhipicephalus bursa* gestochen wurden. Sie entwickelten meist eine Serokonversion, erkrankten aber klinisch nur mild. Wenn die Primärinfektion durch adulte Zecken erfolgte, so war meist das Vollbild der fieberhaften Babesiose die Folge. *Yeruman* vertritt nun die interessante Hypothese, daß die von einer geringen infektiösen Dosis des Erregers präimmunisierten Tiere bereits relativ geschützt in die Sommermonate gehen, und deshalb die klinisch schwerere Form selten beobachtet wird. Er meint daher, daß es günstig ist, wenn die Zeckenlarven in den Monaten Oktober bis Februar die Lämmer infizieren können.

Dies könnte die oben diskutierte Diskrepanz im klinischen Verlauf bei Infektionen von Rindern aufklären helfen: In Gegenden wie Marokko, in denen die Prävalenz des Erregers und seiner Vektoren ständig so hoch ist, daß eine Immunisierung über Zeckenvorstadien regelhaft erfolgt, ist die gesamte Herde relativ geschützt. Wenn dagegen nichtimmune Rinderherden im Sommer in großen Trecks in

Gegenden gebracht werden, wo der Erreger vorkommt, so ist mit in der Regel schweren Verläufen zu rechnen.

B. canis infiziert vor allem Hunde und führt bei den befallenen Tieren nach hochfieberhafter Erkrankung mit Anämie und Ikterus in vielen Fällen innerhalb weniger Tage zum Tod. Die aus Asien bekannte B. gibsoni führt zwar zu protrahierteren Verläufen über einige Wochen bis Monate, aber auch diese Infektion ist letztendlich oft letal. **Hunde, Pferde, Katzen**

Babesia equi, von Laveran bereits 1901 beschrieben, ist eine für Pferde hochpathogene Art, während B. caballi für minder schwere Infektionen verantwortlich gemacht wird.

In der tierärztlichen Allgemeinpraxis sind Babesiose-Infektionen bei Katzen, die aus den Mittelmeerländern mitgebracht wurden, nicht selten. Meist wird hier nicht zu unterscheiden sein, ob B. felis oder B. divergens verantwortlich ist. Generell ist zu berücksichtigen, daß nur erfahrene Untersucher eine Artdiagnose aufgrund der Mikroskopie stellen können. Die einzelnen Arten sind so ähnlich, daß in der klinischen Praxis aus praktischen Gründen auf die genaue Differenzierung verzichtet werden muß.

> Daß der Erreger auch bei klinisch bereits wieder genesenen Tieren sehr lange im Blut vorhanden sein kann, stellt ein erhebliches seuchenhygienisches Problem dar: Kühe werden weltweit vermarktet, Pferde zu internationalen Wettbewerben über Kontinente verfrachtet. So kann es sehr leicht zur Einschleppung von Babesien in zuvor unbelastete Regionen kommen. Ein paar passende Zecken zur Weiterverbreitung finden sich allenthalben.

Die klassische Form der Diagnose kann an Hand von gefärbten Blutausstrichen erfolgen. Die Babesien sind in den befallenen Erythrozyten sichtbar (Abb. 31). Da die Zahl der Erreger recht hoch ist, ist die Diagnose nicht sehr schwierig. Wiederum muß darauf hingewiesen werden, daß die maschinelle Auswertung des Blutbilds hier natürlich versagen muß! **Diagnostik**

Eine Alternative ist die Anzucht im Hamster, mit der sich auch Infektionen nachweisen lassen, die wegen geringerer Erregerdichte im Nativausstrich unentdeckt geblieben wären. Daneben wurden serologische Verfahren etabliert, die aber in Europa nur von wenigen Labors angeboten werden.

Wegen der geringen Fallzahlen waren systematische Untersuchungen bisher nicht möglich. Zunächst waren unter der Vorstellung, Protozoen-wirksame Therapieregimes zu finden, die bekannten Antimalariamittel versucht worden. Wegen erkennbarer Unwirksamkeit wurden diese bald wieder aufgegeben. **Malariamittel unwirksam**

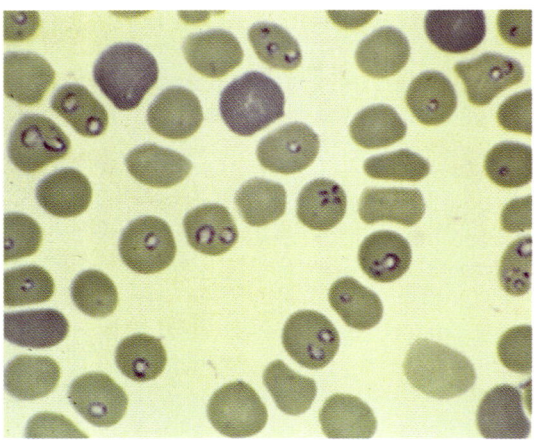

Abb. 31
Babesia microti im Blutausstrich. Babesien sind den Malariaerregern verwandte Blutparasiten, die typischerweise eine doppelt birnenförmige Gestalt aufweisen. Sie kommen vor allem bei verschiedenen Säugetieren (Widerkäuern, Nagern, Hunden, Pferden u.a.) vor, können aber auch Menschen infizieren.
Mehlhorn, Univ. Düsseldorf

Schließlich hat sich die Kombination von Clindamycin mit Chinin etabliert, die zumindest zu einer signifikanten Reduktion der Erregerzahlen geführt hat. Neuere Studien zeigen jedoch, daß Chinin in vitro (»im Reagenzglas«) zumindest gegen *B. divergens* unwirksam ist, so daß man den Therapieerfolg bestenfalls dem Clindamycin zuschreiben kann. *Brasseur* zeigte, daß in vitro als einziges Antimalariamittel das relativ neue Atovaquon wirksam ist, wodurch sich eine therapeutische Alternative abzeichnet.

In der Veterinärmedizin wird mit gutem Erfolg zur Therapie bei Rindern Imidocarb eingesetzt. Dieses Mittel ist für die Behandlung von Menschen nicht zugelassen.

Als Ultima ratio wurden bisweilen auch Austausch-Transfusionen versucht, die manche Autoren bei mehr als 50% infizierten Erythrozyten heute noch für indiziert halten.

> **!** Wichtig ist der Hinweis, daß auch bei regelrechter Therapie der Erreger ohne klinische Symptome über Monate bis Jahre persistieren kann, was vor allem Konsequenzen für die Verwendung von Blutprodukten haben sollte.

Eine Impfung wird in der Veterinärmedizin erprobt; die abschließende Beurteilung ist sicherlich erst in einigen Jahren möglich.

Andere Piroplasmen

Theileria

Neben den Babesien gibt es nahe verwandte Einzeller, die ebenfalls von Zecken übertragen werden können: Erreger der Gattung *Theileria*. Diese Erreger sind – soweit man weiß – zum Glück für Menschen nicht gefährlich, können aber verheerende Seuchen unter Tierbeständen auslösen.

Einer der wichtigen Vertreter ist das *East Coast Fever (ECF)*, das in den Ländern der ostafrikanischen Küstenregion unter Rindern und Büffeln oft große Verluste fordert. So kam es im Jahre 1901 zum Erlöschen des halben Huftierbestands in ganz Simbabwe (dem früheren Nord-Rhodesien). Das ECF wird von *Theileria parva* verursacht, die von *Rhipicephalus appendiculatus*-Zecken übertragen wird.

3. Epidemiologie der durch Zecken übertragenen Infektionen in Mitteleuropa

von Prof. Dr. Peter Kimmig

Einleitung

Was sind Naturherde und wie entstehen sie?

Wie eingangs erwähnt, haben Zecken als Krankheitsüberträger eine große Bedeutung. Dies gilt jedoch nur für die Zecken-Arten, die an *unterschiedlichen* Wirten saugen. Ein solcher Wirtswechsel ist generell bei *Lederzecken* gegeben; dementsprechend können Lederzecken auch Krankheiten übertragen, wie etwa in Afrika die Gattung *Ornithodorus* das Rückfallfieber. In Mitteleuropa allerdings sind Lederzecken als Krankheitsüberträger nicht bekannt. Bei den *Schildzecken* sind einwirtige Zecken als Krankheitsüberträger naturgemäß ungeeignet; in Frage kommen hier nur die zwei- und dreiwirtigen Zecken. Dreiwirtige Schildzecken stellen in Mitteleuropa, wie schon erwähnt, den ganz überwiegenden Teil der Zeckenfauna dar.

Die Zecken selbst werden durch die Krankheitserreger nicht oder kaum geschädigt. Das bedeutet, daß eine einmal infizierte Zecke sich normal weiterentwickelt und zeitlebens infiziert bleibt. Weiterhin ist von Bedeutung, daß die Krankheitserreger bei den Zecken systemische Infektionen hervorrufen, die zum Befall nicht nur der Speicheldrüsen, sondern auch der Eierstöcke (Ovarien) führt. Aus diesem Grunde können auch die Eier selbst bereits Krankheitserreger enthalten, die zur bleibenden Infektion der sich daraus entwickelnden Zecken führen. Glücklicherweise kommen diese sogenannten transovariellen Infektionen nur in etwa 1% vor. Andernfalls wäre mit einem fast totalen Befall der Zecken zu rechnen.

transovarielle Infektionen

Die Zecken sind jedoch nicht das einzige Reservoir für diese Krankheitserreger; ein weiteres Reservoir stellen ihre häufigsten Wirtstiere dar, bei den Schildzecken sind dies i.d.R. kleine Nagetiere. Demzufolge kommt es zwischen Zecken und verschiedenen Mäusearten zu einem regelrechten Zirkulieren der Krankheitserreger und damit zur Bildung sogenannter Naturherde. Diese bleiben indessen zunächst unbemerkt, da auch die Nager von diesen Infektionen nicht beeinträchtigt werden. Geraten jedoch weniger angepaßte Wirte wie etwa der Mensch in derartige Infektionskreisläufe, kommt es zu Erkrankungen, wodurch die Existenz solcher Naturherde offenbar wird.

Wo kommen von Zecken übertragene Infektionen vor?

In Mitteleuropa kommen verschiedene durch Zecken übertragene Infektionen vor: FSME, Lyme-Borreliose, Q-Fieber, Ehrlichiose und Babesiose. Unter diesen haben die FSME und die Lyme-Borreliose die mit Abstand größte Bedeutung; die Rolle der anderen Infektionserreger ist allerdings bisher noch wenig untersucht.

Die Erreger dieser Infektionskrankheiten kommen nicht flächendeckend überall vor, sondern nur in den sogenannten Endemiegebieten. Diese weisen mehr oder weniger scharfe Grenzen auf und hängen naturgemäß mit der Biologie der Zecken zusammen, bilden sich daher in typischen Zeckenbiotopen aus. Die Endemiegebiete der verschiedenen Infektionserreger decken sich indessen nur zum Teil, so daß auch noch andere Faktoren im Spiel sein müssen, die im einzelnen jedoch nicht bekannt sind.

Endemiegebiete

Endemiegebiete lassen sich auf verschiedenen Wegen ermitteln: Eine umfassende Übersicht läßt sich am ehesten durch die Registrierung und Lokalisierung klinischer Fälle erzielen. Voraussetzung ist allerdings, daß solche Fälle diagnostiziert und erfaßt werden. Eine Meldepflicht allein ist erfahrungsgemäß ungenügend; es bedarf hierzu der aktiven Fallsammlung. Bei hohen Durchimpfungsraten der Bevölkerung ist das Verfahren zur Festlegung von Risikogebieten allerdings nicht mehr brauchbar, weil der dadurch bewirkte Rückgang der klinischen Fälle dann fälschlicherweise eine geringe Infektionsgefahr vorspiegelt.

Ein zweites epidemiologisches Verfahren ist die Ermittlung der Antikörperprävalenz beim Menschen, gegebenenfalls auch bei tierischen Wirten. Bei dieser Methode werden die gegen bestimmte Infektionserreger gerichteten spezifischen Antikörper bestimmt (vgl. Kap. 4) und ihre prozentuale Häufigkeit ermittelt. Damit läßt sich – indirekt – das Vorkommen der jeweiligen Krankheitserreger feststellen und lokalisieren. Aussagen über Erkrankungshäufigkeiten sind damit allerdings nicht möglich. Bei großflächigen Untersuchungen und bei niedriger Antikörperprävalenz ist die Testung großer Serumzahlen erforderlich; in diesen Fällen bietet sich die Untersuchung exponierter Personen mit erhöhter Antikörperprävalenz an, vorausgesetzt, sie weisen eine geringe Durchimpfungsrate auf.

Antikörperprävalenz

Das dritte Verfahren stellt die Untersuchung der Zecken auf bestimmte Krankheitserreger dar. Die Ermittlung von Zeckeninfektionsraten ist das einzige Verfahren, das direkte Aussagen zum menschlichen Infektionsrisiko ermöglicht. Darüber hinaus werden die Ergebnisse nicht durch Impfungen beeinflußt oder beeinträchtigt. Diesem an sich idealen Verfahren standen bisher jedoch methodische und sicherheitstechnische Schwierigkeiten im Wege. Eine Anzucht etwa von FSME-Viren und Borrelien ist zwar prinzipiell möglich, sie ist für breitangelegte Zeckenuntersuchungen i. d. R. jedoch viel zu aufwendig. Erst die Entwicklung der Polymerase-Kettenreaktion (PCR) (vgl. Kap. 4) hat großflächigere Zeckenuntersuchungen praktikabel werden lassen.

FSME

Die FSME ist in erster Linie in Mittel- und Osteuropa verbreitet. Im Osten schließt sich dann das riesige Verbreitungsgebiet des russischen Virus-Subtyps (RSSE) an, das sich bis nach Sibirien erstreckt. Schwerpunkte des FSME-Infektionsrisikos liegen im Baltikum (Estland, Lettland, Litauen), in Polen (Nordosten), Tschechien, Österreich (v. a. Niederösterreich), Ungarn, Slowenien und Kroatien (Abb. 32a). Ferner ist auch Deutschland betroffen. Die Endemiegebiete finden sich hier in erster Linie in Süddeutschland mit Baden-Württemberg und Bayern.

Die Infektion wird durch den Holzbock, *Ixodes ricinus,* übertragen. In Baden-Württemberg hat in den letzten Jahren die Erkrankungshäufigkeit an FSME erheblich zugenommen; hier traten bis zum Beginn der neunziger Jahre nur zwischen 8 und 32 FSME-Fälle pro Jahr auf. 1992 war dann jedoch ein sprunghafter Anstieg auf 120 Fälle festzustellen, der 1994 mit 239 Fällen seinen bisherigen Höhepunkt erreichte. In der Folgezeit blieben die Zahlen anhaltend erhöht und pendelten sich auf 100 bis 150 Fälle pro Jahr ein. In Bayern ist diese Entwicklung nicht festzustellen; hier blieb die Zahl der Fälle im bisherigen Rahmen von 10 bis 65 Fällen pro Jahr.

Milde Winter intensivieren Infektionskreislauf

Die Gründe für die Zunahme dieser durch Zecken übertragenen Infektionen sind unklar; es erscheint jedoch plausibel, daß sie in den milden Wintern der letzten Jahre zu suchen sind. Diese dürften eine höhere Überlebensrate der Zecken und ihrer wichtigsten Wirte, kleiner Nager, bewirkt und somit zwangsläufig zu einer Intensivierung des zwischen diesen ablaufenden Infektionskreislaufs geführt haben.

Als Folge davon ist nicht nur mit einer erhöhten Zeckenzahl, sondern auch mit einer höheren Infektionsrate dieser Ektoparasiten zu rechnen. (Zu den Verhältnissen in Bayern s. u.)

Die Sammlung klinischer Fälle von FSME wurde von *Roggendorf* initiiert und von *Kaiser* und *Jäger* weiter ausgebaut. Die von ihnen zur Verfügung gestellten Daten (1981 bis 1997) wurden vom Robert-Koch-Institut in einer Karte von Süddeutschland zusammengestellt, in der die Endemiegebiete nach Landkreisen aufgeschlüsselt sind (Abb. 32b). Dabei werden als Hochrisikogebiete solche Landkreise definiert, in denen in einer Fünf-Jahres-Periode mindestens 25 FSME-Erkrankungen aufgetreten sind. Als Risikogebiete gelten Kreise, in denen in diesem Zeitraum mindestens fünf FSME-Fälle oder innerhalb eines Jahres zwei FSME-Fälle registriert wurden.

> **!** Wie sich gezeigt hat, stellt der Südwesten Baden-Württembergs
> **●** mit Freiburg, den Kreisen Hochschwarzwald, Emmendingen und
> Ortenau ein FSME-Hochendemiegebiet dar, während im Osten
> Baden-Württembergs, speziell im Bereich der Schwäbischen Alb,
> ein geringes FSME-Risiko besteht. In Bayern kommt die FSME
> vor allem im Osten vor, wobei der Schwerpunkt im Großraum
> Passau liegt.

Allerdings sollte man das Fehlen bzw. seltene Auftreten von klinischen Fällen nicht überbewerten, da der Durchimpfungsgrad in der Bevölkerung hierbei nicht berücksichtigt ist. So ist etwa in Bayern und speziell in Österreich die Zahl der FSME-Fälle stark zurückgegangen, was aber auf verstärkte Impfungen und nicht auf ein reduziertes Infektionsrisiko zurückgeführt wird. Bei Auswertung eines größeren Zeitraums lassen sich solche Fehlinterpretationen zum Teil auffangen, dann wiederum ist das weitgehende Erlöschen von Endemieherden wie etwa im Bereich der früheren DDR nicht zu erkennen.

Wie kann man die Häufigkeit der FSME-Infektion nachweisen?

Üblicherweise wird diese Frage durch einfache Blutuntersuchungen geklärt. Wer in seinem Blut Antikörper gegen einen bestimmten Erreger hat, muß mit diesem Erreger schon einmal infiziert worden sein. Leider kann die Blutuntersuchung im Falle der FSME nicht zwischen geimpften und natürlich infizierten Personen unterscheiden. Daher muß man bei dieser Fragestellung alle diejenigen von der Un-

Blutanalyse

*Abb. 32 a
FSME-Endemie-
gebiete in Euro-
pa. Die Karte
basiert auf der
Registrierung
klinischer Fälle
von FSME. Die
Angaben stam-
men von den
einzelnen Län-
dern und der
WHO (Stand
1999).*
Baxter/Immuno,
Heidelberg

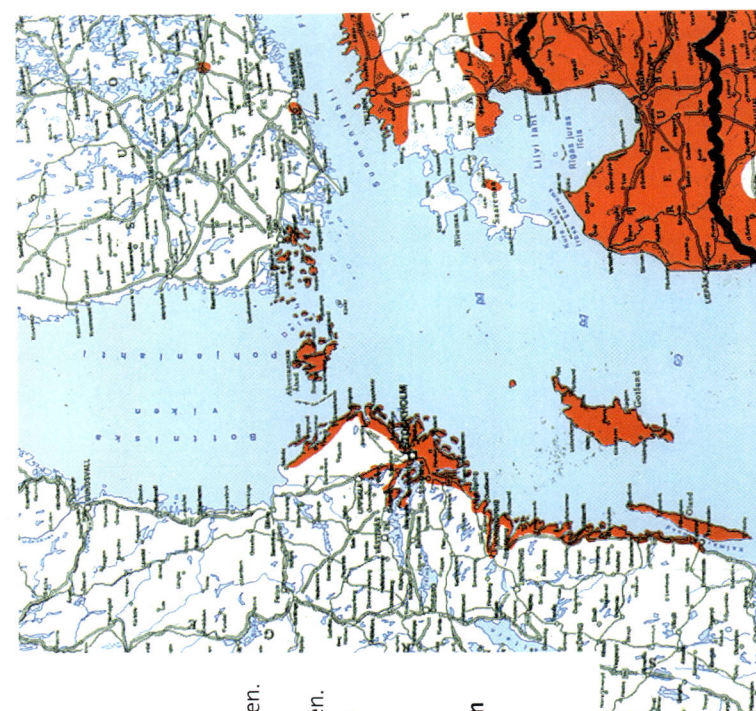

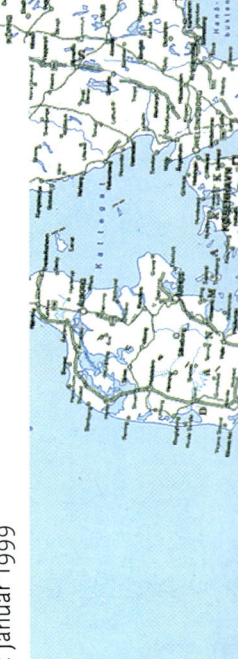

FSME

In diesen Gebieten: Schutzimpfung

■ In diesen Gebieten sind in den vergangenen Jahren FSME-Erkrankungen aufgetreten und dokumentiert worden.

▧ In diesen Gebieten ist mit FSME-Erkrankungen zu rechnen. Eine genaue Dokumentation der einzelnen Erkrankungen liegt nicht vor.

Grundlage für die Karte ist die Erhebung der Infektionsorte dokumentierter FSME-Erkrankungen nach Angaben aus den einzelnen Ländern und der WHO.

Stand: Januar 1999

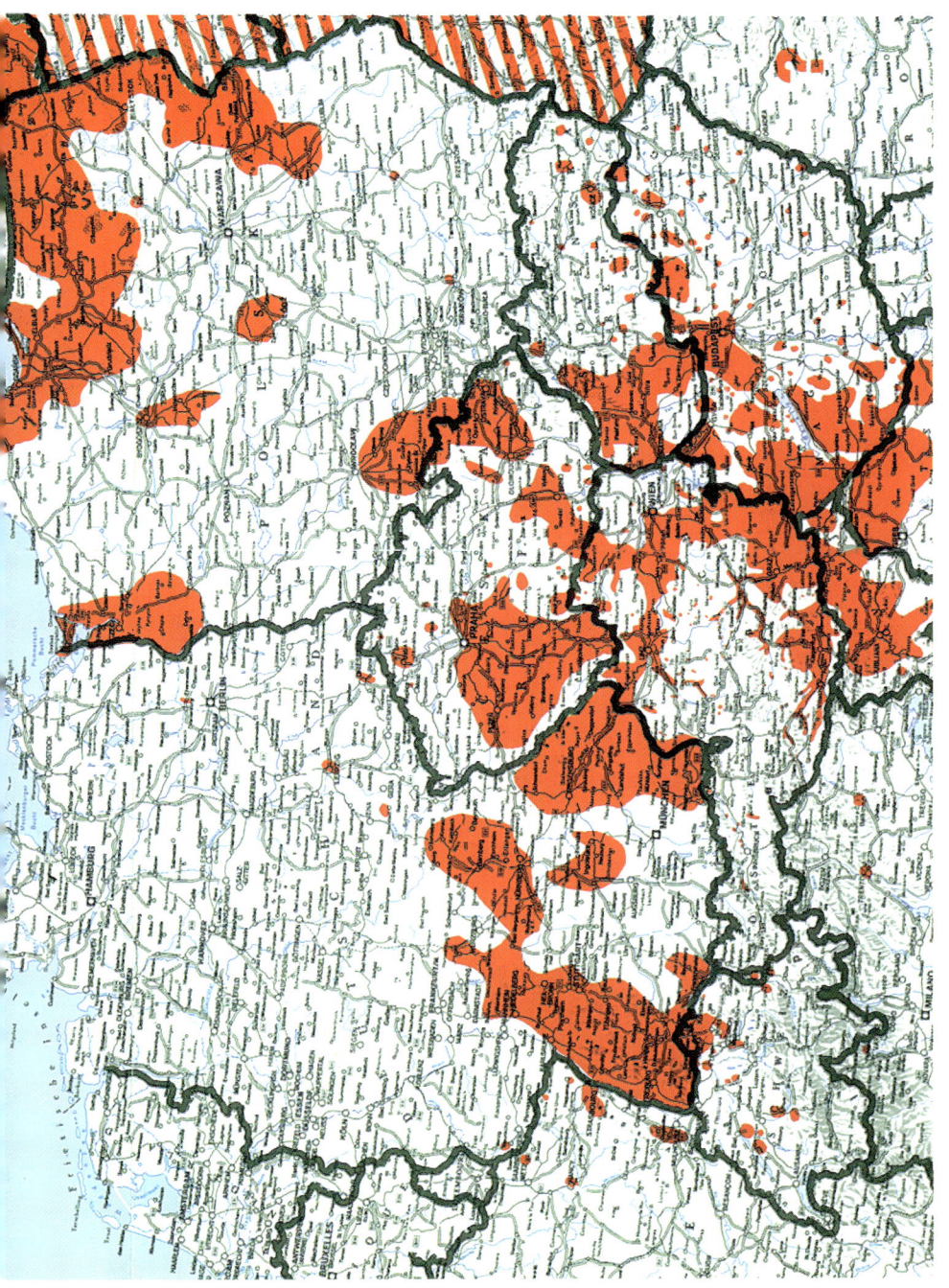

tersuchung ausschließen, die irgendwann einmal geimpft worden sind. So erhält man nur Daten von natürlich Infizierten.

Bei exponierten Personen – Jägern, Förstern, Wald- und sonstigen Freilandarbeitern – werden seit 1994 vom Landesgesundheitsamt Baden-Württemberg flächendeckend serologische Untersuchungen auf FSME-Antikörper vorgenommen. Bisher konnten insgesamt ca. 4000 Seren Nichtgeimpfter auf FSME-IgG-Antikörper (vgl. Kap. 4) getestet werden. Bei diesen Personen fanden sich zwischen 0% und über 20% Antikörper gegen FSME. Bei Eintragung dieser Werte in

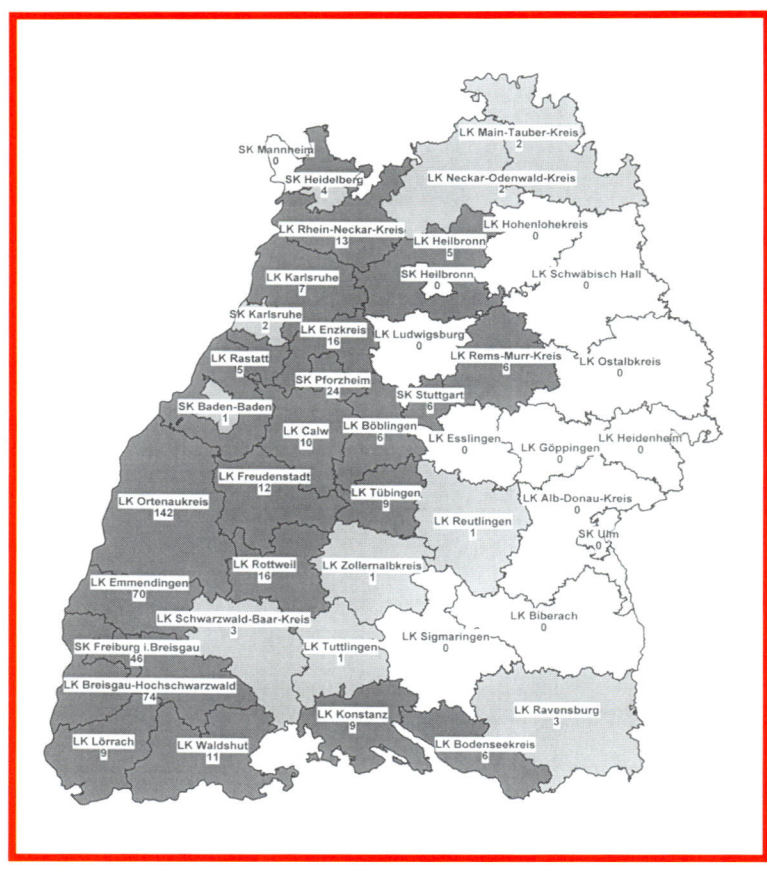

Abb. 32 b
**FSME-Endemie- bzw. Risikogebiete in Baden-Württemberg. Die Karte wurde anhand der Infektions-
orte dokumentierter klinischer Fälle von FSME erstellt. Als Hochrisikogebiete sind Kreise definiert, in
denen in einer Fünf-Jahres-Periode mindestens 25 FSME-Erkrankungen aufgetreten sind. Als Risikogebiete gelten Kreise, in denen in diesem Zeitraum mindestens fünf FSME-Fälle registriert wurden.
Daten von Roggendorf, Kaiser und Jäger 1981–1998
Robert-Koch-Institut, Berlin**

eine Karte mit Landkreisen (Abb. 33) ergibt sich ein mosaikartiges Bild, bei dem sich die höchsten Werte im Südwesten des Landes finden, d. h. in derselben Region, in der auch die meisten klinischen Fälle registriert wurden.

Im Osten des Landes zeigen sich jedoch überraschende Unterschiede: Während hier in den letzten vier Jahren nur wenige oder keine klinischen Fälle zu verzeichnen waren, finden sich etwa im Alb-Donau-Kreis FSME-Antikörperprävalenzen von 10 bis 20%, im Kreis Ludwigsburg sogar von über 20%, d. h. Höchstwerte, wie sie sonst nur noch im Südwesten vorkommen. Es bleibt abzuklären, ob es sich hier möglichwerweise um weniger gefährliche Mutanten des FSME-Virus handelt.

Damit erhält die Karte der Antikörperprävalenzen für die Empfehlung prophylaktischer Maßnahmen besondere Bedeutung, weil sie generelle Hinweise auf Naturherde von FSME-Viren lie-

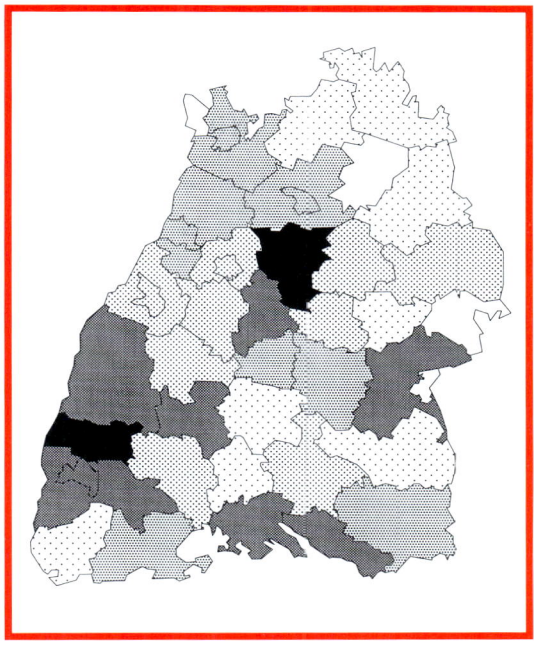

Abb. 33
FSME-Endemiegebiete, wie sie aufgrund von Antikörpernachweisen bei exponierten Personen festgestellt wurden. Die Karte basiert auf FSME-Antikörper-Bestimmungen, die bei Waldarbeitern in Baden-Württemberg vorgenommen wurden. Aus der prozentualen Häufigkeit von Antikörpern lassen sich – indirekt – Rückschlüsse auf die Häufigkeit des Virusvorkommens ziehen.
Kimmig, Oehme, Backe, Landesgesundheitsamt Bad.-Württ., Stuttgart (1998)

fert, wogegen die Registrierung klinischer FSME-Fälle nur Informationen über das Vorkommen möglicherweise virulenterer FSME-Viren liefert.

Zeckenuntersuchungen

In Süddeutschland wurden Zeckenuntersuchungen auf FSME-Viren in der Vergangenheit nur vereinzelt durchgeführt. Eine Änderung brachte die Einführung der PCR-Technik. Mit diesem Verfahren wurden seit 1996 vom Landesgesundheitsamt Baden-Württemberg in Hochendemiegebieten im Großraum Freiburg Untersuchungen an insgesamt 2500 Zecken vorgenommen. Dabei fanden sich durchschnittliche (alle Stadien) Befallsraten von 0,2% im Zartener Becken,

1,4% im Kinzigtal und 2,0% im Simonswäldertal (Abb. 34). Noch höhere Werte von bis zu 5% wurden 1997 vom Bundesinstitut für gesundheitlichen Verbraucherschutz und Veterinärmedizin (BGVV) im gleichen Gebiet registriert.

Zeckenbefallsraten mit FSME-Viren im Großraum Freiburg

Kirchzartener Becken

Zeckenstadium	Anzahl Zecken	Anzahl Positive	Prozent
Nymphen	1212	2	0,17
Adulte	653	3	0,46
gesamt	1865	5	0,27

Kinzigtal

Zeckenstadium	Anzahl Zecken	Anzahl Positive	Prozent
Nymphen	1070	11	1,02
Adulte	335	9	2,7
gesamt	1405	20	1,4

Elztal

Zeckenstadium	Anzahl Zecken	Anzahl Positive	Prozent
Nymphen	1340	10	0,7
Adulte	350	2	0,6
gesamt	1690	12	0,7

Simonswald

Zeckenstadium	Anzahl Zecken	Anzahl Positive	Prozent
Nymphen	180	1	0,6
Adulte	265	8	3,0
gesamt	445	9	2,0

Abb. 34
Häufigkeit von FSME-Viren in Zecken aus dem Großraum Freiburg. Zeckenuntersuchungen liefern die exaktesten Angaben über das Vorkommen von FSME-Viren. Gegenüber früheren Angaben, bei denen man von Zeckenbefallsraten im Promillebereich ausging, liegen die Befallsraten jetzt um ungefähr das Zehnfache höher, also im Prozentbereich.
Oehme, Orlovic, Karmi, Kimmig, Landesgesundheitsamt Bad.-Württ., Stuttgart (1998)

Angesichts dieser übereinstimmenden Befunde müssen die bisherigen Vorstellungen revidiert werden: Galten bisher für Endemiegebiete in Süddeutschland Zeckeninfektionsraten von ca. 1‰ als typisch, ist nunmehr in manchen Regionen jede 20. Zecke als potentieller FSME-Überträger anzusehen!

Weitere Untersuchungen in ausgewählten, stark frequentierten Walderholungsgebieten sowie in der Umgebung von Waldkindergärten und Schullandheimen werden zeigen, inwieweit sich diese Steigerungen der FSME-Infektionsraten der Zecken in Südwestdeutschland verallgemeinern lassen.

Lyme-Borreliose

Bei der Lyme-Borreliose mit ihrer schwierigen Falldefinition und weitaus höheren Fallzahlen stößt die Registrierung klinischer Fälle an organisatorische Grenzen, so daß diesbezügliche Karten – Einzelerhebungen ausgenommen – nicht existieren. Dazu kommt, daß die verschiedenen Formen dieser Infektionskrankheit, abgesehen vom Befall des Zentralnervensystems, nicht meldepflichtig sind. Dementsprechend gibt es über die Häufigkeit der Lyme-Borreliose flächendeckend nur Schätzungen, die sich auf Werte von jährlich 1 Fall pro 1000 bis 2000 Einwohner belaufen. Für Baden-Württemberg würden demnach 5000 bis 10 000 Fälle aller drei Stadien der Lyme-Borreliose pro Jahr auftreten. Lokal kommt die Borreliose jedoch wesentlich häufiger vor. So wurde in einer Region des Kraichgaus eine Häufigkeit von 1 Fall auf 200 Personen pro Jahr bestimmt.

Nur Schätzungen der Häufigkeit

Antikörperprävalenzen

Die Lyme-Borreliose tritt im Gegensatz zur FSME in ganz Deutschland in großer Häufigkeit auf. In Süddeutschland findet man bei der Bevölkerung Seroprävalenzen von durchschnittlich 11%, lokal sogar von 17%. Bei exponierten Personen finden sich noch weit höhere Antikörperprävalenzen. So wurden bei dem oben genannten Waldarbeiter-Kollektiv Werte von 10% bis über 40% ermittelt. In sieben Landkreisen war bei fast jeder zweiten Person eine stattgefundene Borrelieninfektion festzustellen.

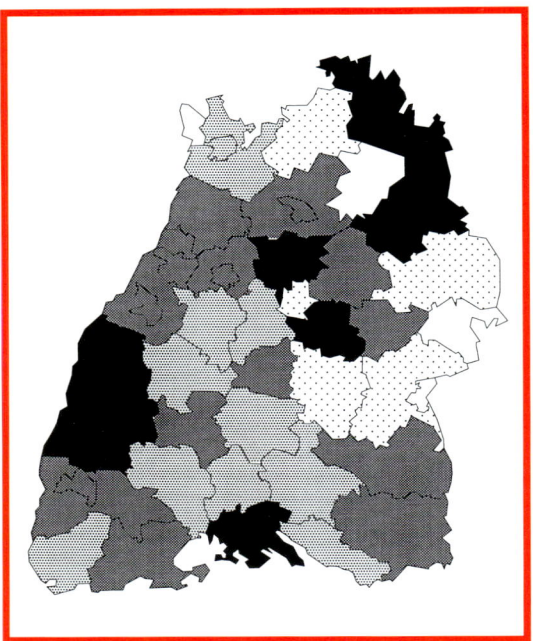

Abb. 35
Borreliose-Endemiegebiete aufgrund der Häufigkeit des Antikörpernachweises bei exponierten Personen. Die Karte basiert auf Borrelien-Antikörper-Bestimmungen, die bei Waldarbeitern in Baden-Württemberg vorgenommen wurden. Aus der prozentualen Häufigkeit von Antikörpern lassen sich – indirekt – Rückschlüsse auf die Häufigkeit des Borrelien-Vorkommens ziehen.
Kimmig, Oehme, Backe, Landesgesundheitsamt Bad.-Württ., Stuttgart (1998)

Aus der geographischen Verteilungskarte (Abb. 35) ist zu ersehen, daß ganz Baden-Württemberg als Endemiegebiet für Borrelien anzusehen ist. Betrachtet man die geographische Verteilung nur der Hauptinfektionsgebiete, fällt auf, daß sie nur zum Teil, wie im Südwesten des Landes, mit denen der FSME übereinstimmen; in anderen Regionen, wie etwa im Nordosten im Main-Tauber-Kreis und im Landkreis Schwäbisch Hall, finden sich hohe Borrelien-Seroprävalenzen; dagegen sind dort keine klinischen FSME-Fälle und nicht einmal FSME-Seroprävalenzen festzustellen.

Umgekehrt findet sich im Alb-Donau-Kreis eine hohe FSME-Seroprävalenz, aber eine vergleichsweise geringe Borrelien-Seroprävalenz. Eine Korrelation von FSME- und Borreliose-Endemiegebieten ist demnach nicht vorhanden. Offensichtlich hängt die Entwicklung dieser Naturherde nicht auschließlich von der Zeckendichte bzw. der Zahl der Kleinnager ab, sondern es müssen noch andere (unbekannte) Faktoren eine Rolle spielen.

Zeckenuntersuchungen

Die Zeckenbefallsraten *(Ixodes ricinus)* mit Borrelien in Mitteleuropa werden mit 10 bis 30% angegeben und sind damit um ein Mehrfaches höher als die FSME-Infektionsraten in Hochrisikogebieten. Für Süddeutschland konnten Befallsraten dieser Größenordnung durch neuere Untersuchungen des Hygiene-Instituts der Universität Heidelberg und des Landesgesundheitsamts Baden-Württemberg bestätigt werden. So fanden sich in einer Gemeinde des Kreises Bruchsal bei adulten Zecken Befallsraten von 19% bis 44%. Werte von über

höchste Befallsrate 44%

30% (10 bis 40%) bei Adulten registrierte man auch in zehn verschiedenen touristisch stark genutzten Waldgebieten im Großraum Stuttgart (Abb. 36). Bei den Nymphen fanden sich hier Werte von 5 bis 10%, bei den Larven waren nur 1% befallen. Die durchschnittliche Infektionsrate der gesamten Zecken belief sich auf 14%.

Angesichts einer Übertragungsrate von 25% (vgl. Prophylaxe) ist in Borrelien-Hochendemiegebieten davon auszugehen, daß jeder zehnte Zeckenstich zu einer Borrelieninfektion (nicht Erkrankung!) führt.

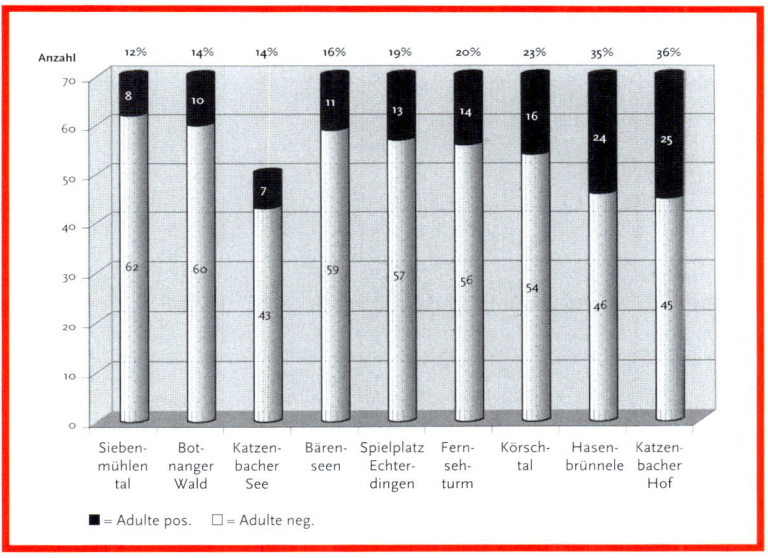

Abb. 36
Häufigkeit von Borrelien in Zecken aus dem Großraum Stuttgart. Zeckenuntersuchungen liefern die exaktesten Angaben über das Vorkommen von Borrelien. Die durchschnittliche Zeckenbefalls-rate mit Borrelien liegt bei 10 bis 15%; lokal finden sich Höchstwerte von 30 bis 40%!
Oehme, Landesgesundheitsamt Bad.-Württ., Stuttgart (1995)

Q-Fieber (Balkangrippe)

Der Erreger des Q-Fiebers (*Query*-Fiebers), *Coxiella burnetii* (vgl. Kap. 2), wird weltweit von über 50 Zeckenarten übertragen. In Mitteleuropa ist die Schafzecke *Dermacentor marginatus* (vgl. Kap. 1) der weitaus wichtigste Vektor. Die Übertragungswege sind außerordentlich vielfältig und verzweigt (Abb. 37):

Zwischen den Larven und Nymphen von *Dermacentor* und deren Wirtstieren, kleinen Nagern, entwickelt sich ein basaler Kreislauf, der indessen zweimal im Jahr, in Deutschland im März/April und im August/September, eine Erweiterung erfährt. Zu dieser Zeit nämlich treten die adulten *Dermacentor*-Zecken auf und befallen dann ihre Wirte – größere Wildtiere wie Rotwild und Füchse, aber auch Haustiere wie Schafe, Ziegen und Rinder. Dies führt zu einer erheblichen Intensivierung der Coxiellen-Übertragung.

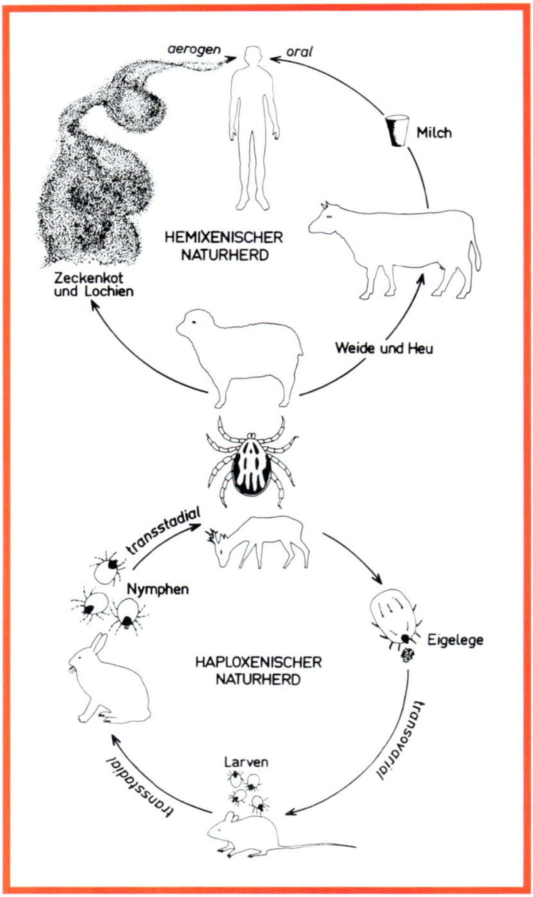

Die adulten Zecken geben große Mengen Kot ab, der enorme Mengen an Erregern enthält und nach dem Eintrocknen eine rußartige Konsistenz annimmt. Dieses Material kann als Staub verbreitet werden und so zur aerogenen Infektion weiterer Tiere führen. Die hohe Resistenz der Coxiellen, verbunden mit einer geringen Infektionsdosis bei gleichzeitig hoher Erregerzahl, führt zu einer außerordentlich hohen Infektiosität dieses Erregers.

Diese wird noch durch den Umstand verstärkt, daß Coxiellen-Infektionen vor allem bei Schafen zu Aborten führen. Die Fruchthäute des Abortmaterials enthalten dann massenhaft Erreger, die zu weiterer Verbreitung führen. Eingetrocknete Fruchthäute, die auf der Weide verbleiben, können zu einer monatelangen »Verseuchung« des Geländes führen.

Abb. 37
Infektionskreislauf von Coxiella burnetii über Zecken (Dermacentor marginatus) und Reservoirwirte. Der basale Infektionskreislauf von C. burnetii entwickelt sich zwischen Larven und Nymphen der Dermacentor-Zecken und kleinen Nagern. Zweimal im Jahr, mit Auftreten der adulten Stadien, erfährt der Kreislauf eine Erweiterung, wobei dann größere Wildtiere sowie Haustiere, vor allem Schafe, befallen werden. Zusätzlich erfolgt die Verbreitung der Coxiellen auf aerogenem Wege über eingetrockneten Zeckenkot und kontaminierten Staub.
Liebisch, Tierärztliche Hochschule Hannover

Nichtsdestoweniger spielen die Zecken als Reservoir die größte

Rolle; die Bildung von Naturherden ist mit ihrem Vorkommen verbunden.

Q-Fieber ist auf allen Kontinenten verbreitet. Für die Bildung von Naturherden sind indessen warme und trockene Klimazonen am günstigsten. In Europa sind demzufolge vor allem der Mittelmeerraum und der Balkan (Name Balkangrippe!) betroffen; in Deutschland kommt diese Infektion ganz überwiegend in Bayern, Baden-Württemberg und den angrenzenden Bundesländern vor, wogegen sie nach Norden hin zunehmend seltener wird. In Mitteleuropa treten Q-Fieber-Erkrankungen des Menschen am häufigsten über Schafe auf. In Deutschland kommt es speziell im Bereich der Triebwege von Wanderschafen bzw. im Gebiet der Winterquartiere dieser Haustiere zu Epidemien (Abb. 38).

Schafe als Überträger

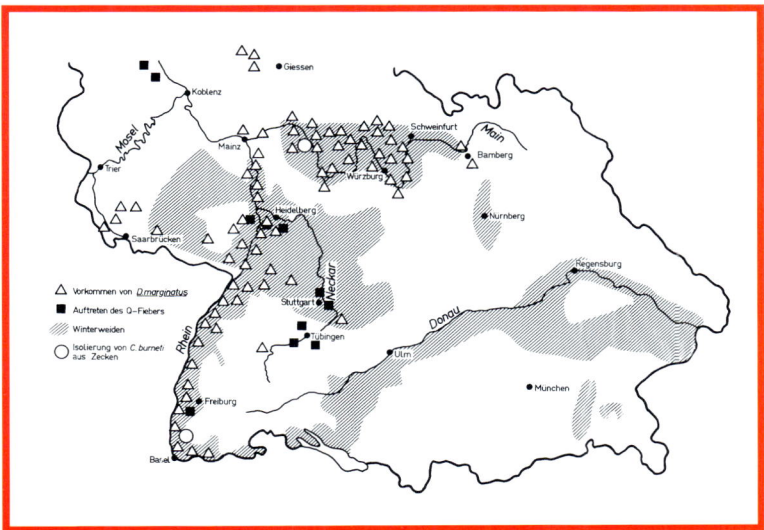

Abb. 38 Vorkommen von Q-Fieber-Naturherden in Süddeutschland. In Mitteleuropa treten Q-Fieber-Erkrankungen des Menschen am häufigsten über Schafe auf. In Deutschland kommt es speziell im Bereich der Triebwege von Wanderschafen bzw. im Gebiet der Winterquartiere zu Q-Fieber-Epidemien. Liebisch, Tierärztliche Hochschule Hannover

Möglicherweise wurde das Q-Fieber erst in den Kriegs- und Nachkriegsjahren mit unkontrollierten Tiertransporten nach Deutschland eingeschleppt; es hat sich hauptsächlich in Süddeutschland bis in die neueste Zeit fest etabliert. Ein Höhepunkt von Q-Fieber-Fällen gab es in den 40er bis 60er Jahren. In dieser Zeit wurden in der Bundesrepublik Deutschland 3868 Fälle von Q-Fieber registriert. Seither ist die Zahl der Fälle gesunken, möglicherweise ist aber auch die Aufmerksamkeit geringer geworden. Bei aktiver Suche nach Q-Fieber-Epidemien wird man auch in neuester Zeit fündig.

So kam es etwa 1997 auf einer Damwildfarm mit ca. 70 Tieren im

Durch Tiertransporte eingeschleppt?

Großraum Stuttgart zu gehäuften Aborten, teilweise mit Mißbildungen der Feten und erhöhter Jungtiersterblichkeit, die zu einem 50%igen Verlust der Nachzucht führten. Durch die bakteriologische Untersuchung der Plazenten und Feten konnte eindeutig *C. burnetii* als Verursacher nachgewiesen werden.

! Entsprechend der hohen Infektiosität kam es dabei an über 90% der Kontaktpersonen zur Infektion, in 17% davon zu einer klinischen Erkrankung.

Leider sind die Verursacher keineswegs immer so leicht festzustellen wie im obigen Beispiel: So wurden im Raum Freiburg im nachhinein über 100 klinische Q-Fieber-Fälle aufgespürt, nachdem beim Gesundheitsamt Freiburg sechs Meldungen über Q-Fieber-Erkrankungen eingegangen waren. 1999 traten im Raum Rottweil gehäuft schwere grippale Infekte und atypische Lungenentzündungen (43 Fälle) auf, die sich bei Überprüfung als Q-Fieber-Infektionen erwiesen. Eine weitere Epidemie trat auf der Schwäbischen Alb im Bereich Sigmaringen auf, bei der 43 klinische Fälle entdeckt werden konnten. Bei allen diesen Epidemien waren Schafe im Spiel; ein eindeutiger Beweis für ihre Rolle als Verursacher der Q-Fieber-Infektion ließ sich indessen nicht führen.

Zeckenuntersuchungen auf Coxiellen sind in Deutschland nur sporadisch durchgeführt worden. Dies hängt mit der aufwendigen und vor allem gefährlichen Coxiellen-Anzucht zusammen, für die heute Hochsicherheitslabors vorgeschrieben sind. Heutzutage ist die Feststellung von Naturherden durch Zeckenuntersuchungen auf Coxiellen aus methodischer Sicht durch die Entwicklung der Polymerase-Kettenreaktion (vgl. Kap. 4) leichter geworden, trotzdem liegen derzeit keine aktuellen Ergebnisse vor.

Gefährliche Coxiellen-Anzucht

Ehrlichiosen

Ehrlichien-Infektionen (vgl. Kap. 2) sind in der Veterinärmedizin in erster Linie an Rindern, Pferden und Hunden schon seit rund 100 Jahren bekannt. Die Pathogenität für den Menschen wurde dagegen erst vor wenigen Jahren entdeckt. Ähnlich wie bei den Borreliosen wurden Fälle von Ehrlichiosen bei Menschen zunächst in den Vereinigten Staaten registriert; erst mit Verspätung begann man auch in Europa danach zu suchen. Entsprechend mager sind die hier bisher erhobenen epidemiologischen Daten.

Klinische Fälle von Ehrlichiosen mit schweren Krankheitsbildern, wie in Kap. 2 beschrieben, sind in Europa nur ganz sporadisch bekannt geworden, weshalb auf diesem Weg bisher keine Information über das Vorkommen von Ehrlichien zu erhalten war.

Nur sporadisch klinische Fälle

Die Häufigkeit von Antikörpern gegen *Coxiella* wurde in Bayern an ca. 150 Waldarbeiter-Seren ermittelt. Dabei fand sich eine Seropositvität von 14%; in keinem Fall kam es dabei jedoch zu einer Erkrankung.

Zeckenuntersuchungen wurden bisher ebenfalls nur sporadisch vorgenommen. Dabei bestimmte man in der westlichen Schweiz Infektionsraten von 1,5%; in Bayern im Raum Erlangen fanden sich Raten von 2 bis 3%; in Baden-Württemberg wurden im Landesgesundheitsamt bei ca. 700 Zecken Werte von 3 bis 5% ermittelt.

Aus diesen wenigen Daten läßt sich bisher ablesen, daß Ehrlichien in Mitteleuropa in einer Häufigkeit vorkommen, die zwischen der von FSME-Viren und Borrelien liegt. Die medizinische Bedeutung dieser epidemiologischen Befunde ist allerdings bis jetzt nicht klar. Treten keine Erkrankungsfälle auf, weil in Europa nur apathogene Ehrlichienarten vorkommen? Oder werden diese Infektionen bloß nicht diagnostiziert, weil sie bisher weitgehend unbekannt sind?

Derzeit lassen sich diese Fragen nicht beantworten.

Babesiose

Der erste klinische Fall einer europäischen Babesiose beim Menschen wurde 1956 in Jugoslawien beobachtet. Es handelte sich um einen splenektomierten Patient (also ohne Milz), der an der fulminant verlaufenden Infektion verstarb. Auch die weiteren in Europa publizierten Fälle, bei denen jeweils *Babesia divergens* gefunden wurde, traten ausschließlich bei Splenektomierten auf. Dies hat zur Annahme geführt, daß nur solche Patienten gefährdet sind. Die Babesiosefälle wurden über ganz Europa sporadisch registriert, weshalb der Erreger in vielen Gebieten vorkommen muß.

Ausschließlich bei Splenektomierten?

Serologische Studien an Seren von Patienten mit Borreliose zeigen in vielen Ländern eine relativ konstante Seroprävalenz von 1 bis 3% gegen Babesien, ohne daß klinisch manifeste Erkrankungen gefunden wurden.

Zeckenuntersuchungen wurden zwar in größerem Stil vorgenommen, jedoch nur um die einzelnen Babesienstadien in den Zecken zu studieren. Umfangreiche Studien zu Zeckenbefallsraten mit Babesien fehlen bisher. Mit Hilfe der neuen PCR-Technik sind solche Untersuchungen jetzt aber erheblich erleichtert worden; sie werden derzeit im Landesgesundheitsamt Baden-Württemberg in Angriff genommen.

4. Prinzipien der Infektionsdiagnostik

von Prof. Dr. Peter Kimmig

Bei der Diagnostik von Infektionskrankheiten kommen mehrere grundsätzlich unterschiedliche Verfahren zur Anwendung: der *direkte* Erregernachweis, wofür wiederum verschiedene Techniken existieren, und der *indirekte* Erregernachweis durch Bestimmung spezifischer Antikörper.

Direkter Erregernachweis

Der direkte Erregernachweis ist im Prinzip das ideale Verfahren. Findet man einen Erreger oder Teile davon im Organismus eines Erkrankten, so kann an der korrekten Diagnose kein Zweifel bestehen. Allerdings wird für den direkten Erregernachweis Untersuchungsmaterial benötigt, das die Erreger auch enthält. Dies ist in vielen Fällen schwierig, nämlich dann, wenn die Erreger sich verborgen halten oder an völlig unzugänglichen Stellen sitzen, so daß ein direkter Nachweis unmöglich oder viel zu aufwendig wird. Der direkte Erregernachweis ist vor allem eine Domäne der Bakteriologie, Mykologie und Parasitologie; bei den Viren dagegen spielt der direkte Nachweis eine immer geringere Rolle.

Bakterien lassen sich zwar mikroskopisch direkt erkennen und mit verschiedenen Färbeverfahren grob klassifizieren, zur genaueren Diagnostik ist jedoch eine Anzucht erforderlich. Für diese Anzucht, die in ihren Grundzügen auf *Robert Koch* zurückgeht, werden flüssige und feste Nährböden eingesetzt. Die Zusammensetzung dieser Nährböden kann relativ einfach sein – so ist etwa für viele pathogene Bakterien eine einfache Fleischwasserbouillon ein hervorragender Nährboden; andere, anspruchsvollere Bakterien, wie etwa die Borrelien, benötigen dagegen für ihre Anzucht sehr komplexe Medien mit einer Fülle verschiedener Inhaltsstoffen. Sind die Bakterien angezüchtet, kann man an ihnen weitere Tests vornehmen, wie etwa die Prüfung ihrer Stoffwechselleistungen, oder man kann sie serologisch weiter identifizieren; mit diesen Verfahren läßt sich die jeweilige Bakterienart sehr genau bestimmen.

Anzucht auf Nährböden

Bei den humanpathogenen *Pilzen* unterscheidet man Fadenpilze, die beim Wachstum Geflechte ausbilden, sowie Hefen, die durch Sprossung Kolonien bilden. Beide Formen lassen sich auf unbelebten festen und flüssigen Nährböden anzüchten, so daß die Pilzdiagnostik im Prinzip der bakteriellen Diagnostik entspricht.

Zellkulturen

Viren können sich nur in lebenden Zellen vermehren; demzufolge ist eine Virusanzucht nur in Zellkulturen möglich. Heute ist die Zellkulturtechnik sehr ausgereift. Man verwendet hierfür oft Tumorzellen, die sich faktisch unbegrenzt weiter teilen können. Wachsen Viren in solchen Zellen an, verrät sich ihre Anwesenheit an Zellveränderungen, die mikroskopisch erkennbar sind (sogenannter zytopathischer Effekt, CPE). Die genauere Identifizierung der angezüchteten Viren wird dann auf immunologischem und molekularbiologischem Weg vorgenommen (siehe unten).

Spezielle Färbungen

Wurmparasiten und ihre Eier lassen sich aufgrund ihrer Form ohne weiteres bestimmen. Aber auch sehr kleine Parasiten, wie etwa die Malariaerreger oder Babesien, sind mit Hilfe spezieller Färbungen direkt mikroskopisch erkennbar. Eine Anzucht von Parasiten zu diagnostischen Zwecken wird nur in Ausnahmefällen vorgenommen.

> Angesichts der oft mühsamen oder gar unmöglichen Anzuchtverfahren wird statt dessen häufig der sogenannte Antigennachweis vorgenommen. Hierbei handelt es sich nicht um den gesamten Erreger, sondern nur um einzelne Eiweiße (Proteine), die für diesen Erreger spezifisch sind. Diese Proteine müssen darüber hinaus die Eigenschaft besitzen, die Bildung von Antikörpern auszulösen, und werden daher als Antigene (Antikörper-erzeugend) bezeichnet.

Im Tierversuch lassen sich gegen die jeweiligen Antigene gerichtete Antikörper herstellen, die nun ihrerseits dazu benutzt werden können, um Erreger-Proteine zu erkennen. Kommt es zwischen den (bekannten) Antikörpern und den (unbekannten) Erreger-Antigenen zu einer festen Bindung, ist damit das fragliche Antigen identifiziert. Es stehen verschiedene Verfahren zur Verfügung, die – im Prinzip unsichtbare – Antigen-Antikörper-Bindung sichtbar zu machen (siehe unten).

Antigen-Antikörper-Bindung

Eine Zelle besitzt nicht nur eiweißhaltige Strukturen und Enzyme, sondern auch genetisches Material, das aus den Nukleinsäuren besteht (Nukleus = Zellkern). Nukleinsäuren bestehen aus zwei spiegelbildlichen (komplementären) Strängen. Treffen zwei spiegelbildliche Einzelstränge aufeinander, kommt es zwischen diesen zu einer festen Bindung. Diesen Vorgang kann man mit der sogenannten

Hybridisierung ausnutzen, indem man bekannte, mit einer Markierung versehene Einzelstränge eines Erregers zu einem unbekannten Erregermaterial hinzufügt. Kommt es zur Bindung, ist damit auch der fragliche Erreger identifiziert.

Hybridisierung

In vielen Fällen ist diese einfache Hybridisierung zu unempfindlich, um ein meßbares Signal zu hinterlassen. Für diesen Fall wendet man eine sehr elegante Methode an, die sogenannte Polymerase-Kettenreaktion, meist nur kurz als PCR *(Polymerase Chain Reaction)* bezeichnet. Der Trick dieses Verfahrens liegt darin, daß man ein definiertes Stück des gesuchten genetischen Materials mit Hilfe eines Enzyms, eben der Polymerase, millionenfach vermehrt, um es dann leicht nachweisen zu können. Dies führt dazu, daß die PCR eine extreme Empfindlichkeit aufweist. In günstigen Fällen sind damit noch zehn Viren oder Bakterien nachweisbar.

! Die hohe Empfindlichkeit kann allerdings auch zum Nachteil gereichen: Minimale Verschleppungen des vermehrten genetischen Materials führen zu Verunreinigungen der eigentlichen Probe und damit zu einem falsch-positiven Signal.

Indirekter Erregernachweis

Das Problem des direkten Erregernachweises, erregerhaltiges Material zu gewinnen, stellt sich beim indirekten Erregernachweis nicht. Hier benötigt man lediglich eine Blut- oder Serumprobe, da nicht die Erreger selbst bestimmt werden, sondern die spezifischen, gegen einen bestimmten Krankheitskeim gerichtete Abwehrstoffe, die sogenannten Antikörper, die im Blut zirkulieren.

Das dieser serologischen Diagnostik zugrundeliegende Prinzip ist folgendes: Lassen sich im Serum spezifische Antikörper nachweisen, so kann man im Umkehrschluß sagen, daß der betreffende Organismus mit dem entsprechenden verursachenden Krankheitserreger in Kontakt gekommen sein muß; anders ausgedrückt: Es muß eine Infektion stattgefunden haben. Hierbei ist zu beachten, daß eine Infektion nicht gleichbedeutend mit einer Erkrankung ist; viele Infektionen verlaufen klinisch völlig unbemerkt, lediglich an der Existenz der spezifischen Antikörper ist dann nachträglich eine solche Infektion nachweisbar.

Inter-
pretations-
probleme

Daraus ergibt sich, daß bei der serologischen Diagnostik Interpretationsprobleme auftreten können, da etwa nachgewiesene spezifische Antikörper nicht unbedingt mit den bestehenden klinischen Symptomen in Zusammenhang stehen müssen; derartige Interpretationsprobleme treten typischerweise etwa bei der Borreliendiagnostik auf.

Der indirekte Erregernachweis ist heute eine Domäne der Virologie; die Diagnose von Viruserkrankungen wird heutzutage ganz überwiegend auf diesem Weg vorgenommen. Serologische Verfahren spielen darüber hinaus bei schwer züchtbaren oder unzugänglichen Bakterien wie etwa Rickettsien oder Borrelien eine dominierende Rolle. Auch in der Parasitologie sind serologisch-diagnostische Verfahren von großer Bedeutung.

> **!** Voraussetzung für die serologische Infektionsdiagnostik ist aber
> ● natürlich, daß überhaupt ausreichend Antikörper durch das Immunsystem gebildet wurden. Dies ist z. B. bei manchen Krankheitserregern, die nur im Darminneren leben, nicht der Fall. Auch bei rein lokalen infektiösen Hauterscheinungen, wie etwa dem Erythema migrans, kann die Empfindlichkeit des Antikörpernachweises nicht ausreichend sein, um die in diesen Fällen lediglich schwach ausgebildete Immunreaktion mit nur geringfügiger Antikörperbildung zu erfassen.

Über die rein biologischen Probleme hinaus bringt der serologische Antikörpernachweis jedoch auch noch eine Reihe von technischen Problemen mit sich. Bei allen immunologischen Verfahren muß einer der beiden Partner – das Antigen oder der Antikörper – bekannt sein, um damit den anderen bestimmen zu können. Dies bedeutet, daß im Falle des Antikörpernachweises bestimmte Proteine des jeweiligen Erregers, eben die Antigene, in die Reaktion eingesetzt werden müssen, um die fraglichen Antikörper zu bestimmen. Leider ist die Herstellung eines Antigens, das spezifisch für einen bestimmten Erreger ist und nur bei diesen vorkommt, oft schwierig, wenn nicht gar unmöglich.

Gesamt-
antigene

Gesamtantigene, die aus den gesamten löslichen Proteinen eines Erregers bestehen, sind in der Regel wenig spezifisch. So lassen sich etwa verschiedene Arten von Fadenwürmern, wie Trichinen oder Spulwürmer, wegen der großen Ähnlichkeit der eingesetzten Totalantigene serologisch nicht differenzieren. Auch Borrelien tragen Antigene, die sie mit anderen Bakterien gemeinsam haben, wie etwa die Geißelantigene. Auch Viren können große antigenetische Ähnlichkeiten aufweisen, so beispielsweise sämtliche Vertreter aus dem sogenannten *Tick-Borne Encephalitis Complex* (durch Zecken übertragene Enzephalitiserreger), zu dem auch die FSME-Viren gehören.

Beim Einsatz solcher breiter Antigene hat man demnach das Problem, spezifische Antikörper zwar zu messen, ohne jedoch genau definieren zu können, wogegen sie gerichtet sind. Andererseits haben solche Totalantigene den Vorteil, daß man eine breite Palette von verschiedenen Proteinen in die Reaktion einbringt und auf diese Weise alle möglichen Antikörper erfassen kann, die bei einer Infektion gegen einen bestimmten Erreger gebildet werden. Tests, bei denen Totalantigene eingesetzt werden, weisen demnach eine hohe Empfindlichkeit auf, wobei die Spezifität jedoch geringer ist.

Um die Spezifität zu verbessern, hat man versucht, die verschiedenen Proteine eines Erregers aufzureinigen, um ausschließlich erregerspezifische Antigene in die Reaktion einzuführen. Solche Aufreinigungen lassen sich z.B. mit biochemischen Verfahren vornehmen; heute werden solche erregerspezifischen Antigene jedoch meist auf molekularbiologischem Wege hergestellt und führen zur Bildung sogenannter rekombinanter Antigene. Bei Einsatz einzelner solcher erregerspezifischen Antigene wird der Test dann zwar sehr genau, gleichzeitig nimmt jedoch auch die Empfindlichkeit ab, da ja bei einer Infektion keineswegs garantiert ist, daß der Organismus auch tatsächlich gegen dieses eine spezifische Protein ausreichend Antikörper gebildet hat.

Rekombinante Antigene

Diesem Problem versucht man dadurch zu begegnen, daß man gleich eine ganze Batterie hochspezifischer und gleichzeitig stark antigen wirkender, d.h. die Bildung von Antikörpern auslösender Antigene, einsetzt. Bei der AIDS-Diagnostik beispielsweise hat dieses Verfahren einen hohen Standard erreicht, wodurch diese Tests nicht nur sehr spezifisch, sondern gleichzeitig auch sehr empfindlich sind. Leider sind solche Tests erst bei einer Reihe von Virusinfektionen ähnlich weit entwickelt wie bei der AIDS-Diagnostik; mit zunehmend höherer Organisation und Komplexität des Infektionserregers wird es immer schwieriger, erregerspezifische Proteine, die eine hohe Antigenität besitzen, zu finden und herzustellen. Generell weisen daher serologische Tests auf Bakterien und Parasiten bei weitem keine so hohe Reife auf wie die AIDS-Tests.

Wie lassen sich aktuelle und zurückliegende Infektionen unterscheiden?

Beim *direkten* Nachweis eines Infektionserregers besteht kein Zweifel daran, daß es sich hier um eine aktuelle Infektion handelt. Beim *indi-*

rekten Erregernachweis anhand von spezifischen Antikörpern dagegen kommt es hier zu einem Problem. Mit Abklingen einer Infektion verschwinden die Antikörper nicht oder gehen nur sehr langsam zurück. In vielen Fällen bildet sich eine sogenannte Serumnarbe aus, womit ausgedrückt werden soll, daß eine zurückliegende Infektion sich anhand der Antikörper zeitlebens nachweisen läßt. (Der Begriff ist wenig glücklich, da die persistierenden Antikörper zugleich auch die Grundlage einer lebenslangen Immunität wie etwa bei den sogenannten Kinderkrankheiten darstellen.)

»Serum-
narbe«

> Für die Infektionsdiagnostik stellt sich somit das Problem, aktuelle von zurückliegenden Infektionen unterscheiden zu müssen. Dies ist anhand von verschiedenen Antikörperklassen möglich; in der Serologie sind im allgemeinen die IgM- und IgG-Antikörper von entscheidender Bedeutung. Die IgM-Antikörper sind die »schnelle Eingreiftruppe«; sie werden kurz nach Eintritt der Infektion gebildet und sind i.d.R. nach einigen Wochen oder wenigen Monaten nicht mehr nachweisbar. Die IgG-Antikörper dagegen sind das »Langzeitgedächtnis« des Immunsystems. Sie lassen sich oft über Jahre oder sogar lebenslang nachweisen (Abb. 39).

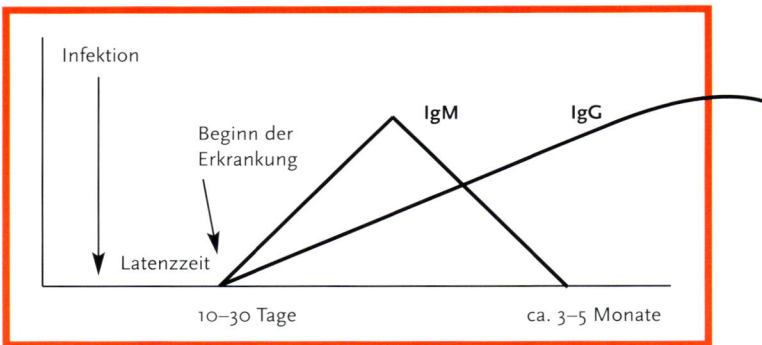

Abb. 39
Zeitliches Auftreten von IgM- und IgG-Antikörpern (am Beispiel der Borreliose). Bei einer Infektion werden zunächst IgM-Antikörper gebildet; sie sind i.d.R. nur über wenige Monate existent. Die IgG-Antikörper stellen das »Langzeitgedächtnis« des Immunsystems dar; sie treten zwar später auf, bleiben aber oft über Jahre oder sogar lebenslang nachweisbar. – Hassler

Wie werden spezifische Antikörper nachgewiesen?

Alle Verfahren zum Nachweis von Antikörpern haben das gleiche Grundprinzip, nämlich die an sich unsichtbare Antigen-Antikörper-

Reaktion sichtbar zu machen. Hierfür gibt es verschiedene Methoden. Das älteste Verfahren ist die Komplementbindungsreaktion
(KBR). Moderner sind Hämagglutinationstest, Fluoreszenztest und
vor allem der ELISA.

**Komplement-
bindungs-
reaktion**

Beim ELISA (Enzyme-Linked Immuno Sorbent Assay) werden
lösliche Antigene eingesetzt; die Antigen-Antikörper-Reaktion wird

ELISA

anhand einer Farbreaktion im
Reaktionsgefäß sichtbar gemacht
(Abb. 40). Die Intensität der
Farbreaktion, die photometrisch
gemessen wird, dient als Maß
für die Menge der im Serum vorhandenen Antikörper. Das Ergebnis wird für gewöhnlich in
Einheiten angegeben, die von
Testfabrikat zu Testfabrikat vari-
ieren.

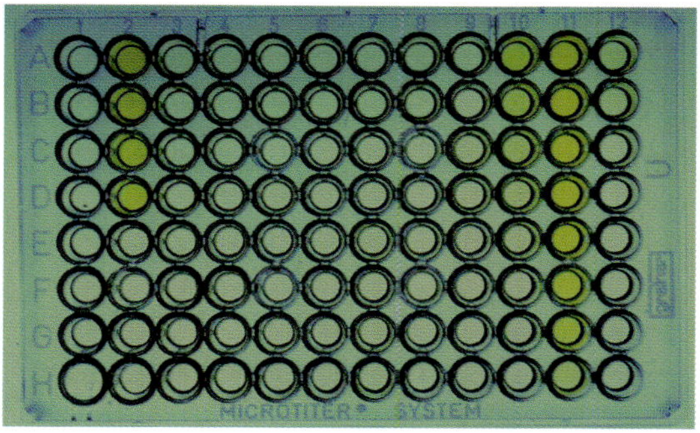

Beim Immunfluoreszenztest
(IFT) werden die vollständigen
Erreger eingesetzt. Die Reaktion
mit etwa im Serum vorhandenen
Antikörpern wird über eine
Fluorescein-Markierung sichtbar

Abb. 40
*Mikrotiterplatte mit positiven (gelb) und negativen (farblos) ELISA-
Testergebnissen. Die spezifische Antigen-Antikörper-Bindung wird
beim ELISA durch eine Farbreaktion angezeigt. Die Stärke der Farb-
reaktion ist ein Maß für den Antikörpergehalt im Serum.*
Kimmig

gemacht, die unter UV-Licht zu einer Fluoreszenz des Erregers führt
(Abb. 41). Um die Menge der Antikörper zu bestimmen, wird der
IFT titriert. (Dieses Verfahren ist bei allen genannten serologischen
Tests anwendbar.) Man fängt mit einer Anfangsverdünnung an (z. B.

1 Teil Serum und 40 Teile Ver-
dünnungsflüssigkeit = 1 : 40)
und testet die Fluoreszenz. Ist
das Ergebnis positiv, wird auf
1 : 80 verdünnt. Ist es wieder
positiv, folgt der Test mit der
Verdünnung 1 : 160, 1 : 320 und
so weiter. Zwischenergebnisse
gibt es nicht. Das Ergebnis lautet
etwa 1 : 640 positiv, wenn bei dieser Verdünnung noch eine
Fluoreszenz abzulesen war, bei
der nächsten Verdünnungsstufe
von 1 : 1280 aber nicht mehr.

Man kann dieses Vorgehen
mit einem Beispiel erklären:

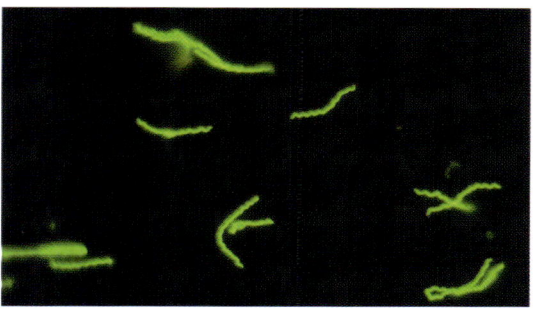

Abb. 41
*Positiver Immunfluoreszenztest auf Borrelien. Die Antikörperbin-
dung an den jeweiligen Erregern wird mit Hilfe eines Fluoreszenz-
farbstoffs angezeigt. Bei positiver Reaktion kommt es unter UV zu einer Fluoreszenz der Erreger, bei negativer Reaktion erscheinen sie rot
in der Gegenfärbung.*
Kimmig

Wenn man in einer Tasse Kaffee die Zuckermenge abschätzen will, kann man den Kaffee immer weiter verdünnen und ausprobieren, ob er noch süß schmeckt. Das Ergebnis wäre dann: In einer Verdünnung von 1 : 100 schmeckt man gerade noch etwas Süßes.

ELISA und IFT erlauben nur zwei Antworten:
- Es sind Antikörper vorhanden.
- Es sind *keine* Antikörper vorhanden.

Während die zweite Antwort eine klare Aussage darstellt, ist die erste Antwort »Antikörper sind vorhanden« keineswegs erschöpfend.

Wie oben ausgeführt, können hier Kreuzreaktionen mit verwandten Erregern oder gar unspezifische Reaktionen zu einem falsch-positiven Ergebnis führen. (Oder, um bei dem Kaffee-Modell zu bleiben, die Tests trennen u.U. nicht sauber zwischen Zucker und Süßstoff.) Aus diesem Grunde werden die genannten Tests bei manchen Infektionsdiagnostiken – etwa bei der AIDS- und Borrelien-Diagnostik – nur als Suchtest eingesetzt, der »die Spreu vom Weizen trennen« soll.

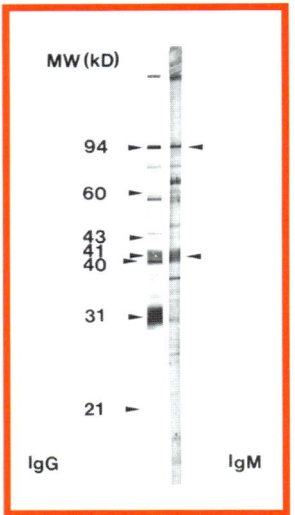

Abb. 42
Schema des Westernblot (Immunoblot). Im Gegensatz zum einfachen ELISA erlaubt der Westernblot die gleichzeitige Bestimmung von Antikörpern gegen verschiedene Proteine des Erregers; dies wird durch die einzelnen gefärbten Banden angezeigt.

Für endgültige Klarheit muß dann ein Bestätigungstest sorgen, dies ist der Westernblot oder Immunoblot.

Beim *Westernblot* werden die einzelnen Proteine des Erregers aufgetrennt und die Immunreaktion gegen jedes einzelne Antigen bestimmt. Dies geschieht auf einer Art Papierstreifen, so daß das Ergebnis ein wenig so aussieht wie der Barcode, der zur Kennzeichnung von Waren verwendet wird (Abb. 42). Jede einzelne Bande stellt die Antikörperantwort gegen das hier befindliche Protein dar. Die verschiedenen Banden haben unterschiedliche Bedeutung; manche sind sehr aussagekräftig, andere sind weniger bedeutungsvoll.

In den Suchtests sind diese Unterschiede nicht zu erkennen, auch weniger bedeutsame Antikörperantworten würden hier das Signal »positiv« ergeben.

Daraus folgt, daß ein positiver Suchtest nur bei eindeutig positivem Bestätigungstest zu verwerten ist; trifft dies nicht zu, ist der Suchtest falsch-positiv!

Auch beim Westernblot muß gegebenenfalls – z.B. bei Borrelien – eine Differenzierung in frische und ältere Infektionen erfolgen. Dies geschieht ebenso durch die

Bestimmung der Antikörperklassen IgM und IgG. In diesem Fall sind demnach vier Tests (ELISA: IgM und IgG; Immunoblot: IgM und IgG) erforderlich.

5. Entstehung, Klinik, Diagnostik und Therapie der FSME

von Prof. Dr. Rüdiger Braun

Entstehung der FSME

An der Einstichstelle der Zecke infiziert das FSME-Virus (Abb. 43) verschiedene Zellen, so unter anderen Endothelzellen der Gefäße und auch Immunzellen wie die *Langerhans*-Zellen des Gewebes und Makrophagen (große Freßzellen). Durch die Lymphbahnen erfolgt ein Transport in die zugeordneten (regionären) Lymphknoten, wo eine erneute Virusvermehrung stattfindet. Von hier aus gelangt das Virus durch das Blut in weitere Organe, insbesondere in die Leber, die Milz und das Knochenmark, wo eine zusätzliche Virusvermehrung, insbesondere in Zellen des zum Immunsystem gehörenden retikulohistiozytären Systems erfolgt.

Virämie

In diesem Stadium zirkulieren die Viren in großen Mengen im Blut (Virämie). Das Zentralnervensystem (ZNS) wird schließlich nach der Überwindung der Blut-Hirn-Schranke meist auf dem Wege der Virämie und Vermehrung des Virus im Gefäßendothel, aber auch durch Verschleppung in Makrophagen erreicht. Im ZNS kommt es zu einer weiteren Virusvermehrung, die zum Absterben der Nervenzellen führt. Diese Nekrosen und die einsetzende Lymphozyten-vermittelte Immunreaktion führen zu einer Gehirnschwellung (Ödem), die zusätzlich schädigend auf die Nervenzellen wirkt. Betroffen können alle Anteile des ZNS sein; Läsionen finden sich im Großhirn, im Hirnstamm, im Kleinhirn, in den Basalganglien und im Rückenmark. Besonders empfindlich für die Infektion sind offensichtlich die motorischen Vorderhornzellen, so dass es häufig zu schlaffen, irreversiblen Lähmungen kommt.

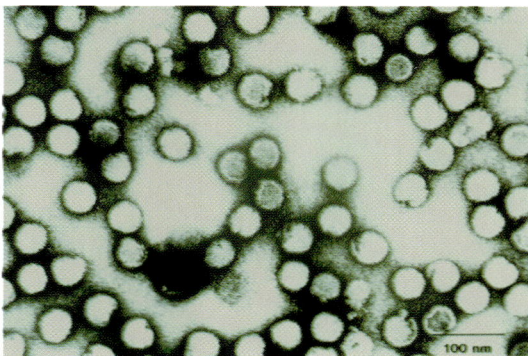

Abb. 43
FSME-Viren. FSME-Viren gehören zu den Flaviviren (u.a. Gelbfiebervirus, Denguevirus). Wie bei fast allen RNA-Viren kommen keine chronischen Infektionen vor, wohl aber kann es entzündungsbedingt zu bleibenden Schäden kommen.
Heinz, Univ. Wien

Grundsätzlich kann sich das Virus auch entlang von Nervenbahnen ausbreiten, so daß eine Infektion durch die Nasenschleimhaut und Weiterleitung über die Nerven der Riechbahn ins Großhirn möglich ist. Dieser Infektionsweg spielt jedoch praktisch ausschließlich bei Laborinfektionen eine Rolle.

Klinik

In Österreich, der Schweiz und Süddeutschland (Bayern, Baden-Württemberg) gehört die FSME in den Sommermonaten zu den häufigsten Ursachen nichtbakterieller ZNS-Infektionen. Rund zwei Drittel aller FSME-Fälle werden in den Monaten Juni bis September beobachtet. Im Januar und Februar ist die FSME-Infektion eine Rarität. Trotz ihrer relativen Häufigkeit wird die FSME immer noch zu selten in differentialdiagnostische Überlegungen einbezogen. Dies liegt möglicherweise daran, daß ihre Übertragung nicht nur durch adulte Zecken, sondern auch durch Zeckennymphen und schon fast mikroskopisch kleine Zeckenlarven zu wenig bedacht wird. Insbesondere der Stich durch Zeckenlarven bleibt klinisch praktisch immer unbemerkt.

Nach einer von der Lokalisation der Einstichstelle und der abgegebenen Virusmenge abhängigen Inkubationszeit von ein bis drei Wochen (im Mittel 7 bis 14 Tage) kommt es bei etwa einem Drittel der Patienten zum typischen biphasischen Krankheitsverlauf. Ungefähr zwei Drittel der Patienten haben entweder nur geringgradige Krankheitssymptome (subklinischer Verlauf, ca. 50% der Patienten) oder zeigen einen abortiven Verlauf der Infektion mit Gesundung nach dem ersten Fiebergipfel (siehe Abb. 44). Bei dem vollausgebildeten Krankheitsbild kommt es jedoch zum biphasischen Krankheitsverlauf mit Ansteigen des Fiebers auf 38 bis 39°C für drei bis sieben Tage, woran sich ein symptomfreies Intervall von etwa einer Woche, mit einer Variation von null bis ein Tag bis drei Wochen anschließt. **biphasischer Verlauf**

Es scheint eine gewisse Korrelation zu bestehen, daß mit zunehmender Dauer des symptomfreien Intervalls die Häufigkeit schwerer Folgezustände eher abnimmt. Möglicherweise sind hierfür in der Zwischenzeit einsetzende Immunreaktionen verantwortlich. Der erste Fiebergipfel entspricht dem Stadium der Virämie, während der darauffolgende zweite Fiebergipfel dem Stadium der ZNS-Infektion gleichzusetzen ist. Bei etwa einem Drittel der Patienten mit ZNS-Symptomen bleibt die erste Erkrankungsphase aus bzw. sie geht direkt in die zweite Phase über. Die zweite Phase ist durch einen erneuten schnellen Fieberanstieg auf hohe Werte bis über 40° C mit schweren Krankheitssymptomen gekennzeichnet.

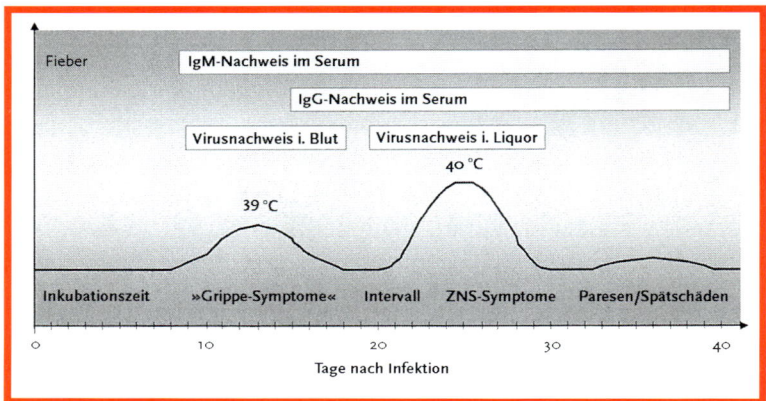

Abb. 44
Klinischer Verlauf der FSME. Das vollausgebildete Krankheitsbild einer FSME mit einem biphasischen Verlauf tritt nur bei einem Drittel der Infizierten auf, bei zwei Dritteln verläuft die FSME mit geringgradigen Krankheitserscheinungen oder es kommt lediglich zu grippeartigen Symptomen mit Gesundung nach dem ersten Fiebergipfel. – Braun

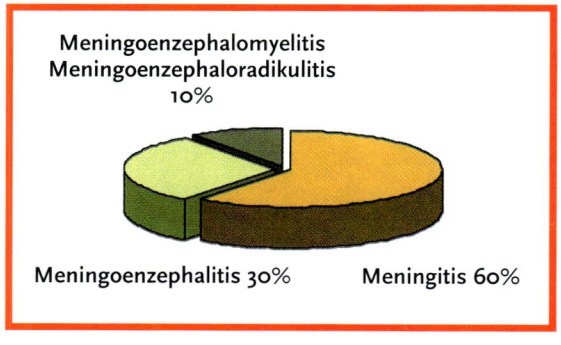

Abb. 45
Verschiedene Verlaufsformen der FSME mit ZNS-Beteiligung. Im Vordergrund steht die Hirnhautentzündung (Meningitis), in 30% der Fälle kommt es zusätzlich zu einer Entzündung des Gehirns (Meningoenzephalitis). Bei ca. 10% der Patienten finden sich schließlich Zeichen einer Mitbeteiligung des verlängerten Rückenmarks (Sitz des Atemzentrums!) (Meningoenzephalomyelitis) bzw. der Rückenmarksnervenwurzeln (Meningoenzephaloradikulitis).

Im Vordergrund steht hierbei die virale Meningitis mit Meningismus (Nackensteifigkeit), Kopfschmerzen und deutlicher Lichtscheu. In ca. 30% dieser Fälle kommt es zur Ausbildung einer Meningoenzephalitis mit Erregungs-, Schwindel- und Angstzuständen, Extremitätenschmerzen und Sinnestäuschungen. Lähmungen können später hinzutreten (siehe Tab. 6). Rund 10% der Patienten zeigen eine Meningoenzephalomyelitis bzw. eine Meningoenzephaloradikulitis (vgl. Abb. 45).

Die paralytischen Verläufe entwickeln sich meist nach Rückgang der Spitzentemperaturen. Hierbei sind insbesondere ausgeprägte Paraplegien (doppelseitige Lähmungen) und Tetraplegien (Läh-

Krankheitssymptome und Folgen der FSME in Abhängigkeit vom Verlauf

	Subklinischer Verlauf (ca. 50%)	Abortiver Verlauf (ca. 20%) (nur 1. Phase)	Meningitis (ca. 15%)	Verläufe mit ZNS-Symptomen (ca. 30%)	
				Meningoenzephalitis (ca. 10%)	Meningoenzephalo-myelitis/-radikulitis (ca. 5%)
Symptome	keine, geringgradig	Fieberhafter Infekt: • Atemwege • Magen-Darm-Trakt (»Sommergrippe«)	• Fieber • Lichtscheu • Kopfschmerz • Meningismus • Übelkeit	• Fieber • Lichtscheu • Kopfschmerz • Meningismus • Übelkeit • Sinnestäuschungen • Erregungszustände • Lähmungen • Atem-/Schluck-störungen • Somnolenz • Sprachstörungen	• Fieber • Lichtscheu • Kopfschmerz • Meningismus • Übelkeit • Sinnestäuschungen • Erregungszustände • Lähmungen • Atem-/Schluck-störungen • Somnolenz • Sprachstörungen • Paresen • schlaffe Paresen der oberen Extremitäten, v.a. des Schulter-gürtels • Para- und Tetra-paresen • Atemlähmungen
Prognose	günstig	günstig	günstig, meist keine Folgeschäden	vorübergehendes neurasthenisches Syndrom, Paresen, Kopfschmerzen, evtl. Schwerhörigkeit, lang-fristig meist günstig	persistierende Paresen mit Atrophie (> 10%); langfristig ungünstig, Letalität bis 20%

Tab. 6

mung aller vier Extremitäten) sowie Paresen der Schultergürtel- und Kopfmuskulatur prognostisch ungünstig. Auch Infektionen bei Patienten im Alter von über 40 Jahren haben in der Tendenz einen schwereren Verlauf, während Kleinkinder meist lediglich eine meningeale Verlaufsform zeigen.

Allerdings wurden in letzter Zeit auch von Kindern (meist ab sechs Jahre) schwere Infektionsverläufe mit schweren und mittelschweren Folgezuständen und Lähmungen beschrieben. Insgesamt scheint bei männlichen Patienten die Tendenz zu schweren Verläufen stärker ausgeprägt zu sein.

Wichtig ist, daß sich die Symptome bei ZNS-Infektionen nur lang-sam zurückbilden und nach überstandener Infektion noch über Mo-nate anhaltende Beschwerden bestehen bleiben. Eine Übertragung von Mensch zu Mensch wurde bisher nicht beobachtet, weshalb besondere Isolierungsmaßnahmen nicht erforderlich sind.

Diagnostik

Leukopenie, Leukozytose

Innerhalb der ersten Erkrankungsphase kommt es zu einer teilweise deutlichen Leukopenie. Diese wird in der zweiten Erkrankungsphase durch eine Leukozytose mit bis zu 15 000 Zellen/µl abgelöst. Es findet sich eine deutlich erhöhte Blutsenkungsgeschwindigkeit. Als Ausdruck einer seltenen Begleithepatitis oder Myokarditis können die entsprechenden Leber- und Herzenzyme ebenfalls erhöht sein.

Pleozytose

Im Liquor finden sich eine für eine Virusinfektion uncharakteristisch hohe lymphozytäre Pleozytose (bis $^{5000}/_3$ Zellen) sowie ein erhöhtes Liquor-Eiweiß (bis 200 mg/%).

> Wesentlich für die Diagnostik ist zunächst die Anamnese. Wenn kein Aufenthalt in einem Endemiegebiet voranging, macht dies das Vorliegen einer FSME unwahrscheinlich. Es sind dann weitere differentialdiagnostische Überlegungen anzustellen (Tab. 7). Üblich ist der Nachweis virusspezifischer IgG und IgM-Antikörper im ELISA. Bereits in der ersten Erkrankungsphase sind virusspezifische IgM-Antikörper meist nachweisbar.

Bei negativer Serologie empfiehlt sich eine Wiederholung der Untersuchung nach etwa einer Woche. In der zweiten Erkrankungsphase werden regelmäßig sowohl IgG- als auch IgM-Antikörper gefunden. Auch im Liquor können Antikörper registriert werden, allerdings bleibt der Nachweis von IgM-Antikörpern im Liquor in ca. 50% der Fälle negativ.

Mit Hilfe der Polymerase-Kettenreaktion (PCR) kann das Virus im ersten Stadium der Erkrankung im Blut, in der zweiten Erkrankungsphase im Liquor nachgewiesen werden. Allerdings schließt ein negatives PCR-Ergebnis eine Infektion nie aus, da zum Zeitpunkt der Probenentnahme die virämische Phase schon abgelaufen sein kann bzw. auch der Liquorbefund eine Infektion in abgegrenzten Gebieten des ZNS nicht immer widerspiegelt.

Die Virusisolierung in Zellkultur oder in Säuglingsmäusen ist heute weitgehend verlassen und bleibt speziellen Fragestellungen vorbehalten. Hier wurden auch häufig falsch-negative Ergebnisse beobachtet, da zum Zeitpunkt der Probenentnahme bereits neutralisierende Antikörper vorlagen. Die Komplementbindungsreaktion ist

Tab. 7

Differentialdiagnose der FSME.

- Bakterielle Meningitis (Meningokokken, Pneumokokken, Haemophilus etc.)
- Herpes-simplex-Virus-Enzephalitis/Meningoenzephalitis
- Enterovirus-Enzephalitis (Coxsackie-/Echoviren)
- Varizellenenzephalitis
- Neuroborreliose
- Mumpsenzephalitis
- Masernenzephalitis
- Lymphozytäre Choriomeningitis (LCM-Virus)
- Adenovirus-Enzephalitis
- Q-Fieber
- Ehrlichiose
- Poliomyelitis
- Tuberkulose
- Lues
- andere Ursachen

Obsolete Tests

aufgrund ihrer zu geringen Sensitivität obsolet und sollte nicht mehr durchgeführt werden. Gleiches gilt für den IHAT, der aufgrund vielfältiger Probleme nur noch in wenigen Referenzlabors vorgenommen wird.

Bei der Interpretation serologischer Befunde sind verschiedene Gegebenheiten zu berücksichtigen: So kann die vorherige Gabe eines FSME-Hyperimmunglobulins zu falsch interpretierten positiven IgG-Titern im Serum führen und einen eigentlichen Antikörperanstieg in den Klassen IgG und IgM verzögern. Bei kürzlicher Impfung oder Exposition gegenüber anderen Flaviviren (z. B. Gelbfieber, Encephalitis japonica, Dengue-Fieber) kann es zu Kreuzreaktionen mit dem FSME-Virus kommen, die nur im Neutralisationstest abgeklärt

Neutralisationstest

werden können. Der Immunoblot kann darüber hinaus zur diagnostischen Absicherung und zum Ausschluß unspezifischer Reaktionen eingesetzt werden. Ein Ausschluß kreuzreagierender Antikörper ist mit dem Immunoblot jedoch nicht möglich.

Auch nach der FSME-Impfung selbst können persistierende IgM-Antikörper zu Fehlinterpretationen führen. Bei Infektionsdurchbrüchen trotz Impfung, aber auch unter anderen Bedingungen kann die Bildung von IgM-Antikörpern auch bei einer frischen Infektion ausbleiben. Umgekehrt können z. B. bei *Epstein-Barr*-Virus-Infektionen nach FSME-Impfung IgM-Antikörper auftreten, die keine diagnostische Wertigkeit besitzen.

! Serologische Untersuchungen müssen daher stets von entsprechend erfahrenen Labors durchgeführt und interpretiert werden!

Therapie

Eine kausale, gegen die FSME-Viren gerichtete Therapie existiert nicht. Bei einzelnen, sehr schweren Verläufen kann Interferon-Gabe erwogen werden, die aber meist zu spät kommt. Insgesamt beschränkt sich die Therapie auf symptomatische Maßnahmen.

Kein Cortison!

Wesentlich sind absolute Bettruhe und Abdunkelung des Krankenzimmers. Die klinische Erfahrung zeigt, daß die Einhaltung strenger Bettruhe hilft, Komplikationen zu vermeiden. Die eigentliche, symptomatische Therapie besteht in der Gabe von Vitaminen, Analgetika und gegebenenfalls Antipyretika. Zu späteren Zeitpunkten kann eine krankengymnastische Behandlung hilfreich sein. Cortison, wie früher vorgeschlagen, sollte nicht verabreicht werden, da sich hierdurch der Krankheitsverlauf verlängert.

6. Klinik, Diagnostik und Therapie der Lyme-Borreliose

von PD Dr. Dieter Hassler

Die Borreliose-Erreger

Die Erreger der Lyme-Borreliose (Abb. 46), *Borrelia burgdorferi*, *Borrelia garinii*, *Borrelia afzelii*, *B. valaisiana* und mehrere andere, taxonomisch noch nicht eindeutig eingeordnete Verwandte, sind mit dem Syphiliserreger *Treponema pallidum* eng verwandt. Zwischen beiden Krankheiten bestehen zahlreiche Parallelen. Ähnlich wie bei der Syphilis existieren mehrere Krankheitsstadien, die fließend ineinander übergehen können oder auch durch sehr lange »freie« Intervalle getrennt sein können. Diese sekundären Latenzstadien gehören zu den besonderen Charakteristika der Borreliose.

Die Borreliose wird praktisch immer von Zecken übertragen (in Europa von *Ixodes ricinus*, in Amerika von *Ixodes dammini* und von *Ixodes pacificus*, in Ostasien von *Ixodes persulcatus*). Andere Übertragungswege wurden zwar öfter diskutiert (beispielsweise durch den »Wadenstecher«, eine in der Nähe von Viehweiden häufige, stechende Fliegenart), sind aber extrem unwahrscheinlich, da Bremsen oder Wadenstecher erst eine borrelienhaltige Maus und dann anschließend einen Menschen stechen müßten. Eine sexuelle Übertragung wie bei der Syphilis existiert nicht.

Die Lyme-Borreliose ist praktisch weltweit verbreitet. Es gibt inzwischen entsprechende Be-

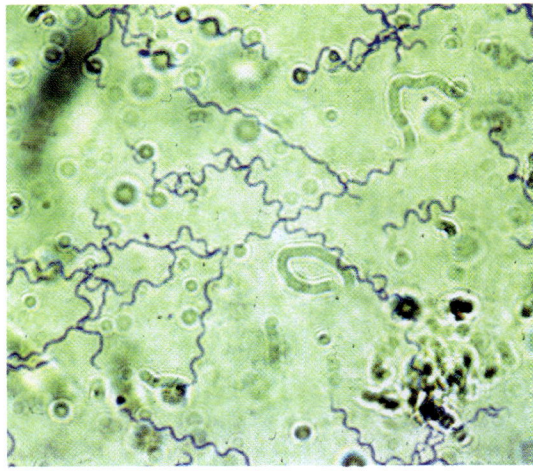

Abb. 46
Borrelia burgdorferi in Kultur. Die verschiedenen Borrelienarten sehen äußerlich gleich aus, sie lassen sich jedoch mit Hilfe immunologischer und molekularbiologischer Methoden unterscheiden. Dabei hat sich gezeigt, daß der Erreger der Lyme-Borreliose, Borrelia burgdorferi, eine große Variabilität aufweist. Man unterscheidet heute daher mehrere Arten, nämlich B. burgdorferi i.e.S., B. garinii, B. afzelii, B. valaisiana, B. japonica u.a.
Preac-Mursic, Pettenkofer-Institut, München

richte aus fast allen Teilen der Erde außer Australien. Temperaturgrenzen wie bei der Viruskrankheit FSME, die nicht über die Gebiete mit einer mittleren Jahrestemperatur von mindestens 8°C hinausgeht, existieren nicht. Borrelien kommen sogar im Eismeer (Spitzbergen und Jan Mayen) vor, wo sie in Seevögeln nachgewiesen wurden, die von einer speziellen Zeckenart, *Ixodes uriae*, befallen werden.

Sogar im Eismeer

Manche der Krankheitsmanifestationen, wie die Akrodermatitis, sind seit dem letzten Jahrhundert in Europa bekannt. Die ersten Berichte über die Akrodermatitis stammen von *Buchwald* 1883 und von *Touton* 1886. Wenig später (1894 bzw. 1895) wurden die ersten amerikanischen Fallberichte von *Elliot* und *Bronson* veröffentlicht. Bereits in den 30er Jahren wurde von *Sweitzer* auch über in Amerika geborene Patienten mit ACA berichtet. Die Borreliose ist also keineswegs eine neue Krankheit. Da aber die verschiedenartigen Symptome, die im Rahmen einer Borrelieninfektion auftreten können, nicht als einheitliches Krankheitsbild erkannt wurden, war über Jahrzehnte die Bedeutung der Borreliose unbekannt.

> Heute wissen wir, daß auch in Mitteleuropa fast alle Gebiete mehr oder minder zum Verbreitungsgebiet der Borreliose gehören, wobei aber regionale Schwerpunkte bestehen (vgl. Kap. 3). In dem von uns schwerpunktmäßig untersuchten Kraichgau in Nordbaden sind etwa 17% der Bevölkerung seropositiv. Die meisten dieser seropositiven Patienten haben auch charakteristische Beschwerden. Durch prospektive Untersuchung des Kollektivs im Kraichgau über fast zehn Jahre ließ sich zeigen, daß die jährliche Rate von Neuerkrankungen (Inzidenz) etwa 0,5% der Bevölkerung beträgt.

Fast alle Zeckenarten sind relativ wählerisch in der Auswahl ihrer Nahrungsquellen. *Dermacentor*-Arten etwa werden höchst selten an Menschen gefunden, aber auch die Igelzecke *Ixodes hexagonus*, die wie *Ixodes ricinus* der Gattung der Schildzecken angehört, wird kaum an anderen Tieren als an Igeln angetroffen, wieder andere Arten sind auf Fledermäuse oder Vögel spezialisiert. *Ixodes ricinus* macht hier eine Ausnahme und spielt als »polyphage« Zeckenart eine ganz zentrale Rolle in der Verbreitung der Borreliose.

»polyphager« Holzbock

Borrelien können sich in Mäusen (nicht in Großsäugern!) vermehren, ohne daß die Maus erkrankt. Das Immunsystem der Mäuse ist gegenüber dem Erreger tolerant, so kommt es zu einer lebenslangen Bakteriämie mit ständig präsenten Erregern im peripheren Blut. Dadurch dienen die Mäuse als leichtzugängliches Borrelienreservoir, und der Infektionszyklus kann so aufrechterhalten werden. Die

Zecken, die zu ihrer vollständigen Entwicklung mehrere Blutmahl-
zeiten benötigen, können den Erreger von den infizierten Mäusen an
jeder Körperstelle wieder aufnehmen und weiterverbreiten. So wird
das Überleben der Borrelien durch eine ständige Überimpfung auf
neue Mäusegenerationen gesichert (Abb. 47). Menschen und andere
Großsäuger sind dagegen infektionsepidemiologische Sackgassen.
Der Erreger kann in diesen nur eine sehr kurzdauernde Bakteriämie
verursachen, so daß von hier aus eine Weiterverbreitung im allgemeinen nicht möglich ist.

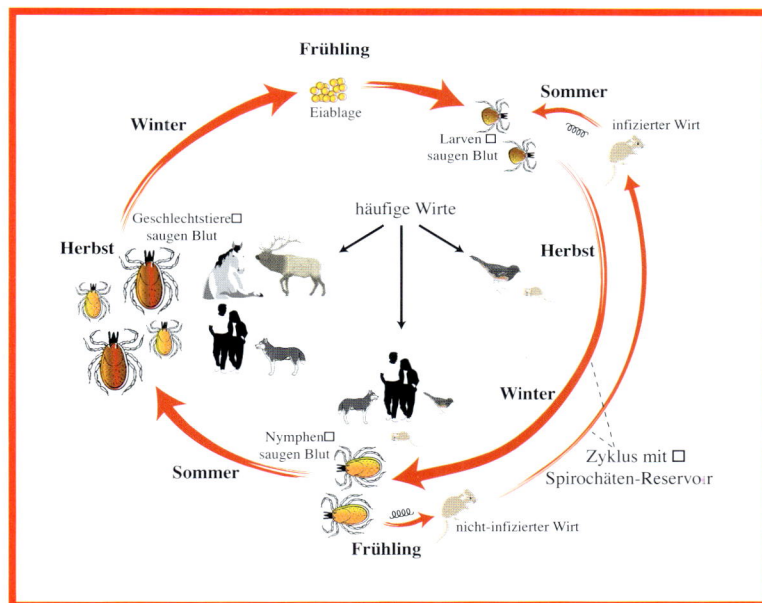

Abb. 47
Der Zecken-
Mäuse-Zyklus
der Borrelien.
Zecken und
Mäuse bilden
das Erregerreser-
voir für die Bor-
relien. In den
Zecken wie auch
in den Nagern
sind die Bakteri-
en lebenslang
präsent, ohne
die Tiere zu
schädigen. Der
Zecken-Mäuse-
Zyklus stellt die
Grundlage der
sogenannten
Naturherde dar.
Spektrum der
Wissenschaft
1988 (modifi-
ziert nach Ha-
bicht)

Klinik

Viele an Borreliose erkrankte Personen erinnern sich nicht an einen
Zeckenstich. Das liegt einmal an der Tatsache, daß der Infektionsbeginn lange zurückliegen kann, und andererseits daran, daß gerade
die Zeckenlarven und Zeckennymphen so klein sind, daß der Stich
oft unbemerkt bleibt. Bereits die 0,8 bis 1 mm großen Zeckenlarven
können aber als Borrelien-Überträger fungieren, da sie selbst schon
transovariell infiziert sein können. (Die Übertragung geschieht also
vom erwachsenen Zeckenweibchen auf einen Teil der Eier.) Die Lar-

ven sind aber nur etwa zu 1 bis 3% infiziert, das nächste Stadium, die Nymphe, schon zu etwa 15%.

Stadium 1:
Lokalinfektion

Nach der Übertragung der Borrelien durch den Zeckenstich kommt es zunächst zu einer *lokalen Infektion* der Haut. Die Borrelien vermehren sich hier und wandern langsam von der Stichstelle aus nach peripher (annähernd kreisförmig). Wenn nach etwa 10 bis 14 Tagen die Immunreaktion des Menschen einsetzt, wandern Abwehrzellen in die Haut ein, um die Borrelien hier zu bekämpfen. Jetzt wird ein Erythem sichtbar (»Wanderröte«: eine normalerweise ringförmige Rötung, die meist kaum Beschwerden verursacht).

> Ein klassisches Erythema migrans (Abb. 48 a, b) wird nur bei etwa 60 bis 70% der Fälle beobachtet. Es verschwindet mitunter auch ohne Therapie, kann aber Monate sichtbar bleiben und dehnt sich meist langsam von der Stichstelle in die Umgebung aus.

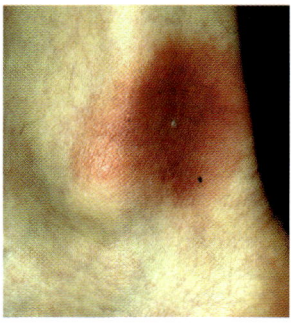

*Abb. 48 a
Erythema migrans (»Wanderröte«)
14 Tage nach Zeckenstich. Die Stichstelle ist im Zentrum der Rötung
noch sichtbar, die typische Ringform
fehlt noch. – Hassler*

Wenn die Zecke allerdings beim Stich ein Blut- oder Lymphgefäß trifft, so kann der Erreger auch direkt in die Blubahn abgegeben werden; es kommt zu einer direkten Streuung über den Blutkreislauf. Dann kann das Erythema migrans fehlen, und die Krankheit beginnt etwa eine Woche nach dem Stich mit grippeähnlichen Allgemeinsymptomen, Schweißausbrüchen, Kopf- und Gliederschmerzen.

Wenn bereits im Stadium des Erythema migrans Allgemeinsymptome (Schweißausbrüche, Abgeschlagenheit, Grippegefühl, Herzklopfen) auftreten, ist dies als Zeichen der Erregerstreuung zu werten und markiert den Übergang ins klinische Stadium 2. Nun ist also der Erreger nicht mehr auf den Ort der Lokalinfektion begrenzt, sondern kann sich überall im Körper befinden. Im Tierversuch waren die Borrelien zum Teil schon Stunden nach Infektionsbeginn im Liquor nachweisbar.

Meist kommt es aber erst nach einer Latenzzeit von bis zu zehn Wochen zur Streuung des Erregers über die Blutbahn (Bakteriämie) oder die Lymphbahn; dadurch treten dann die zitierten Allgemeinsymptome wie Abgeschlagenheit, Nachtschweiß, Fieber, Muskel- und Gelenkschmerzen und selten auch eine Gewichtsabnahme auf. Manchmal wird auch Haarausfall beobachtet. Die Patienten berichten in dieser Phase über eine oft unerträgliche Müdigkeit, Konzentrationsprobleme und Schwindelattacken. Ganz besonders charakteristisch sind extreme Schweißausbrüche (die Patienten ziehen sich nachts um, weil sie durchgeschwitzt sind) und Episoden mit unangenehmen Empfindungen durch einen schnellen, als heftig empfundenen Pulsschlag.

In seltenen Fällen werden polytope Erytheme (»Wanderröte« an mehreren Körperstellen) beobachtet. Angeblich soll dies in Amerika wesentlich häufiger als in Europa sein. In einem solchen Fall ist zwingend von einer Erregergeneralisation auszugehen.

Nach der Erregergeneralisation kommt es zu ersten Organsymptomen: Entzündliche Vorgänge an peripheren Nerven (Neuritiden) verursachen pseudoradikuläre Schmerzsyndrome mit oft unerträglichen Schmerzen. Der Schmerzcharakter und die neurologischen Defizite einer Borrelienneuritis können einen Bandscheibenvorfall imitieren. Das Schmerzmaximum liegt oft

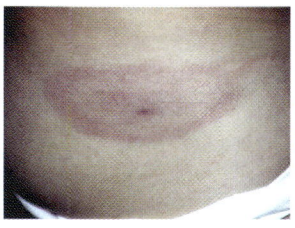

Abb. 48 b
Erythema migrans (»Wanderröte«) etwa zwei bis drei Wochen nach Zeckenstich. Die typische Ringform beginnt sich auszubilden, die zentrale Aufhellung wird erkennbar.
Hassler

nachts, Belastung verschlimmert die Schmerzen, übliche Schmerzmittel und nichtsteroidale Antiphlogistika wie Diclofenac (»Rheumatabletten«) helfen fast nicht.

Sensorische Störungen (»Ameisenlaufen«, Temperatursensationen mit Hitze- oder Kältegefühl) sind sehr häufig, motorische Ausfälle (also Lähmungen) ausgesprochen selten. Relativ häufig kommt es zu neurologischen Störungen, die an ein Karpaltunnelsyndrom denken lassen, was gelegentlich auch zur Operation der betreffenden Patienten führt.

Manchmal kommt es zu Hirnnervenausfällen (am häufigsten periphere Fazialisparesen, aber auch Nervus abducens, statoacusticus, olfactorius etc. können betroffen sein). Die Häufigkeit von Fazialisparesen wird aber kraß überbewertet, was dadurch seine Erklärung findet, daß in vielen Fällen erst die Fazialisparese Anlaß ist, an eine Borreliose zu denken.

Kappenförmige, vom Nacken ausstrahlende Kopfschmerzen, Schwindelattacken und Sehstörungen sind ebenso wie ein erhöhter Ruhepuls häufig. Die Patienten wachen manchmal mit unangenehmem Herzklopfen auf. Objektivierbare Hinweise auf eine Herzmuskelentzündung wie Extrasystolen bzw. Reizleitungsstörungen sind dagegen eher selten. Die akute Lyme-Karditis kann zu einer passageren Myokardinsuffizienz mit Herzvergrößerung führen. Sehr charakteristisch sind anfallsartige absolute Arrhythmien.

Passagere Kreatininerhöhungen und eine flüchtige Proteinurie als Zeichen einer Nierenbeteiligung werden meist übersehen. In dieser Phase 2 können auch bereits erste Gelenkentzündungen vorkommen. Dieses Stadium der Krankheit dauert unbehandelt wenige Wochen bis mehrere Monate.

Neuro-
borreliose

Die Neuroborreliose mit Befall des Zentralnervensystems ist ein Sonderfall der Borrelieninfektion. Nur in einem Teil der Fälle (nach unserer Erfahrung ca. 5 bis 10%) kommt es zur Beteiligung des Zentralnervensystems. Wenn diese auftritt, so in aller Regel in der frühen Phase (bis etwa zehn Wochen) der Erkrankung, in der noch keine Antikörper gebildet wurden. Bei der Neuroborreliose kann durch Liquoranalyse und Vergleich mit den entsprechenden Serumwerten nachgewiesen werden, daß im ZNS selbst eine Antikörperproduktion stattfindet (sogenannte autochthone Antikörper). Heute kann man auch die Borrelien selbst im Liquor mit kulturellen Methoden oder durch PCR nachweisen (vgl. Kap. 4).

Während man in der Frühphase der Erforschung der Borreliose davon ausging, daß obligatorisch im Rahmen einer Borrelieninfektion auch eine Beteiligung des Zentralnervensystems mit entzündlichem Liquorsyndrom (Abb. 49) auftritt, weiß man heute, daß das klassi-

Bannwarth-
Syndrom

sche Vollbild der Meningopolyneuritis (das *Bannwarth*-Syndrom) wohl eher die Ausnahme darstellt. Die meisten Borreliose-Manifestationen sind rein peripherer Natur.

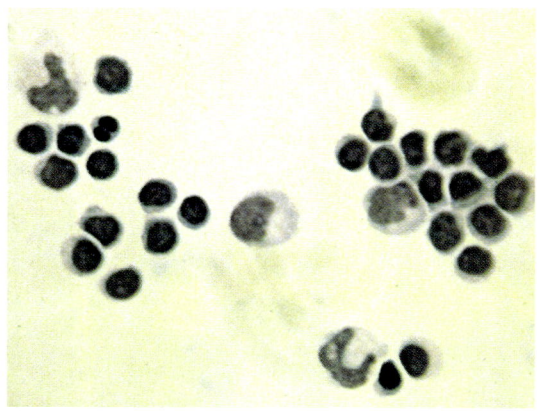

Abb. 49
Lymphozytäre Hirnhautentzündung bei Stadium-2-Borreliose. In der Liquorflüssigkeit finden sich im mikroskopischen Präparat zahlreiche Lymphozyten. Die Borrelien selbst lassen sich durch kulturelle Methoden oder durch PCR (vgl. Kap. 4) nachweisen.– Pfister

Neuerdings weiß man, daß die Infektion regelhaft Entzündungen der Blutgefäßwände verursacht. Dadurch entstehen Probleme der Energieversorgung in Nerven, Muskulatur und Knochengewebe.

Es ist derzeit Gegenstand der Diskussion, ob auch eine »neurotrope« Erregerausbreitung entlang peripherer Nerven ohne hämatogene oder lymphogene Streuung erfolgen kann. Sicher scheint inzwischen, daß die typischen Fazialisparesen (Gesichtslähmungen) meist peripher bedingt und nicht obligat mit einer Entzündung des Zentralnervensystems verknüpft sind.

Latente
Neuro-
borreliose

Pfister berichtete auch über Patienten, bei denen Borrelien aus dem Liquor angezüchtet werden konnten, ohne daß entzündliche Veränderungen nachweisbar waren. Man kann also sicher nicht in jedem Fall davon ausgehen, daß das Fehlen entzündlicher Liquorveränderungen eine Neuroborreliose ausschließt. Vermutlich benötigt die entzündliche Reaktion einige Zeit, so daß manchmal zwar schon

Borrelien den Liquorraum erreicht haben, aber noch keine Entzündung nachweisbar ist.

Während der Generalisationsphase beginnt das körpereigene Immunsystem den Erreger zu bekämpfen. Antikörper werden gebildet, und auch die zelluläre Immunantwort (weiße Blutkörperchen) reduziert die Zahl der Borrelien drastisch. So überleben die Borrelien nur an einigen Stellen im Körper, die vom Immunsystem schlecht erreicht werden können, wie etwa im Bindegewebe. Hier überdauern sie in geringerer Zahl und können in unregelmäßigen Abständen zum Wiederaufflammen von Krankheitssymptomen führen. Diese können Monate bis Jahre nach Infektionsbeginn auftreten.

Chronisches Stadium: Festsetzung in den Organen

> Typisch sind »von Gelenk zu Gelenk springende« Entzündungen. Auch Muskelentzündungen, Knochenschmerzen und Weichteilschmerzen (Fibromyalgien) sind typisch. Als Begleitsymptome am häufigsten sind chronische Entzündungen peripherer Nerven (Polyneuropathie vom fleckförmigen Typ). Diese manifestieren sich vor allem in schmerzhaften Dysästhesien, die zum Beispiel ein Karpaltunnelsyndrom imitieren können. Die elektroneurographischen Befunde bleiben aber lange fast normal.

Bei der Lyme-Arthritis (Abb. 50 a/b), bei der wir eine *flüchtige* und eine *chronische* Variante unterscheiden, sind meist die großen Gelenke des Körpers betroffen. Sprunggelenke, Knie- und Handwurzelgelenke sind am häufigsten beteiligt. Es kommt meist zu einem kräftigen Gelenkerguß, der durch Dehnung der Gelenkskapsel stark schmerzhaft sein kann.

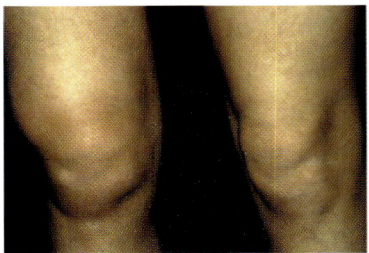 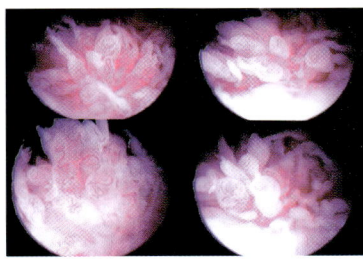

Abb. 50 a (links)
Akute Form einer Lyme-Arthritis am rechten Kniegelenk. Bei der Lyme-Arthritis sind Sprunggelenke, Knie- und Handwurzelgelenke am häufigsten beteiligt. Der meist kräftige Gelenkerguß kann sehr schmerzhaft sein. – Hassler

Abb. 50 b (rechts)
Arthroskopisches Bild bei Lyme-Arthritis des Kniegelenks. Die Gelenkspiegelung (Arthroskopie) zeigt akut entzündlich gerötete Gelenkmembranen (Membrana synovialis), Ursache der schmerzhaften Ergußbildung. – Reinhardt, Bruchsal

Wie nach
Schlaganfall

Vereinzelt wurde auch über Krankheitsbilder berichtet, die einem Schlaganfall ähneln. Dabei kann es – wohl auf dem Boden vaskulitischer Prozesse – auch zu Gefäßverschlüssen kommen, die computertomographisch und angiographisch nicht von Verschlüssen anderer Ätiologie zu unterscheiden sind. Die Diagnose wird in derartigen Fällen über den Nachweis von Borrelien-Antikörpern im Liquor bzw. das entzündliche Liquorsyndrom gestellt.

In kernspintomographischen Untersuchungen können periventrikulär gelagerte Herdbefunde sichtbar werden, die nicht von den bei anderen entzündlichen Herdprozessen (z.B. multipler Sklerose) nachweisbaren Entzündungsherden unterscheidbar sind.

An der Haut, vor allem der Extremitäten, kann nach längerer Laufzeit die typische Acrodermatitis chronica atrophicans (Abb. 51a, b) entstehen. Hierbei kommt es vor allem an Händen und Füßen zunächst zu einer kissenartig geschwollenen, blaurot verfärbten Haut, vor allem über den Streckseiten der Gelenke. Später wird die Epidermis zunehmend atrophisch und bekommt ein zigarettenpapierdünnes, vermehrt transparentes Aussehen. Kombinationen mit einer Polyneuropathie und mit Knochenbeteiligungen sind fast obligat.

Auch das Herz kann von der chronischen Form einer Borreliose betroffen sein. *Stanek* berichtete über eine Form der chronischen Lyme-Kardits, bei der die Herzmuskelentzündung durch im Gewebe verbleibende Borrelien zur Kardiomyopathie führt. Auch in diesem chronischen Stadium konnten die Borrelien im Herzmuskel nachgewiesen werden. Es handelt sich also nicht um einen Autoimmunprozeß.

Augenbeteiligungen scheinen nicht so selten zu sein wie früher angenommen. Praktisch alle Teile des Auges können betroffen sein (Iritis, Konjunktivitis, Uveitis, Papillitis, Vitritis, Panuveitis)

Auch über Hörstürze und Neuritis vestibularis wurde berichtet. Wir haben auch in Einzelfällen Ausfälle des Riechvermögens beobachtet. Es ist im Einzelfall allerdings kaum möglich, einen Kausalzusammenhang zwischen einem Hörsturz und einer Borreliose festzustellen.

Eine Übertragung auf das ungeborene Kind in der Schwangerschaft ist möglich. Dabei können syphilisähnliche Mißbildungen induziert werden. Einige Be-

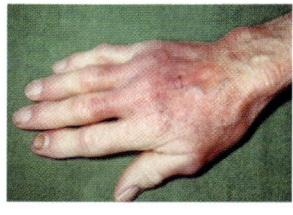

Abb. 51 a
Acrodermatitis chronica atrophicans an der Hand. Die betroffenen Areale sind blaurot verfärbt. Gleichzeitig sind auch die Gelenke deutlich aufgetrieben. – Geiselhardt

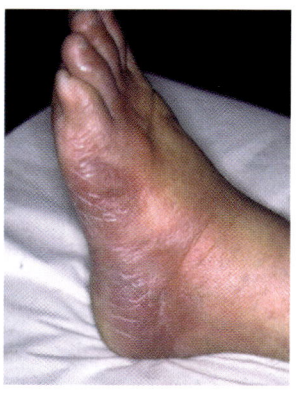

Abb. 51 b
Klassische Form einer Acrodermatitis chronica atrophicans. Bei der klassischen Form entwickeln sich kissenförmige, blaurot verfärbte Hautareale, die nach längerem Verlauf in eine Hautatrophie mit zigarettenpapierartiger Degeneration der Oberhaut münden. – Hassler

funde sprechen dafür, daß bei Infektionen in der Frühschwanger-
schaft vermehrt Fehlgeburten stattfinden.

> **!** Grundsätzlich besteht die größte Gefahr dann, wenn eine
> Schwangere frisch mit einer Borreliose infiziert wird und daher
> noch keine Antikörper besitzt. Im Fall von chronischen Infektio-
> nen, bei denen der Erreger ja nicht mehr im Blutkreislauf zu fin-
> den ist, ist das Übertragungsrisiko deutlich geringer.

Im Prinzip entstehen die Krankheitssymptome durch die hohe Af-
finität der Borrelien zur kollagenen Faser. So kommt es vor allem
im Bindegewebe (Kollagen) zu chronischen Entzündungsprozes-
sen. Die Folge sind Gefäßentzündungen (vaskulitische Prozesse
mit perivaskulären Infiltraten von Lymphozyten und Plasmazel-
len). Nachfolgende Kapillarverschlüsse führen zu Störungen der
Energieversorgung in den betroffenen Geweben, wie z.B. den Ge-
fäßen, von denen Nerven versorgt werden (Epineurium). Dies
wiederum führt zu (Ischämie-)Schmerzen und vermehrter Vulne-
rabilität. So sind wohl auch die bei längerem Verlauf typischen
periartikulären Entkalkungen Folge der schlechten lokalen Energieversorgung im Knochengewebe.

Die Borrelien können sich im Kollagen vermutlich teilweise dem Zu-
griff des Immunsystems entziehen. Dort sind sie auch für Antibiotika schlecht erreichbar.

**Mit Antibio-
tika schwer
erreichbar**

   Die Allgemeinsymptome im Verlauf der Infektion werden durch
die Reaktion des Immunsystems auf die Borrelien (infektionsbeding-
te Produktion von Tumornekrosefaktor und Interleukin aus Makrophagen) bedingt. Die Stärke der Allgemeinsymptome scheint mit der
Erregerzahl zu korrelieren.

Therapie der Lyme-Borreliose

Die Anforderungen an eine Therapie der Borreliose hängen entschei-
dend vom Stadium der Erkrankung ab. Im Frühstadium gibt es noch
keine vaskulitischen Prozesse, die die Penetration des Antibiotikums
behindern würden. Daher ist hier eine orale Therapie oft noch ausreichend. Auch bei Kindern genügt meist eine orale Therapie (vermutlich wegen der anderen Struktur des Bindegewebes, das weniger Kollagen und mehr Proteoglykansulfat enthält). Ferner ist zu berücksichtigen, daß die Erreger nur in der Teilungsphase für ein Antibiotikum

»Persister«   empfindlich sind. Ruhende Keime (»Persister«) können also unter Umständen die Therapie überdauern. Wegen der langen Generationszeit der Borrelien (8 bis 35 Stunden) sind Persister vermutlich nicht selten.

Nach derzeitigem Stand der Kenntnisse dürfte daher eher eine Wiederholung der Therapie als eine noch längere Therapiedauer erfolgversprechend sein.

> Grundsätzlich sind nach In-vitro-Untersuchungen (Tests mit Borrelien in Kultur im Reagenzglas) Tetracycline, Doxicyclin, Erythromycin, Amoxicillin, Cefotaxim und Ceftriaxon am wirksamsten. Penicillin ist weniger wirksam. Daher ist heute Penicillin nicht mehr das Präparat der Wahl, zumal vermehrt über die erfolgreiche Anzucht des Erregers auch nach hochdosierter Penicillintherapie berichtet wurde. Erythromycin hat trotz hervorragender In-vitro-Werte bisher klinisch und im Tierversuch enttäuscht, was an unzureichenden Gewebespiegeln liegen könnte. Das neuere Makrolid Azithromycin konnte in einer größeren Studie dagegen überzeugen.

Bei der Therapieplanung ist immer zu berücksichtigen, daß eine systemische Infektion behandelt werden muß. Das Verschwinden einer Hautläsion beweist keinesfalls die Heilung der Krankheit. Hier gibt es wichtige Parallelen zur Syphilis, wo ebenfalls Spätmanifestationen bei vermeintlich ausreichend therapierten Patienten beobachtet wurden.

Cave Unter-   Die verwendeten Antibiotika dürfen nicht unterdosiert werden. Es
dosierung!   ist mit Sicherheit sinnlos, eine Lyme-Arthritis mit 100 mg Doxicyclin oral täglich behandeln zu wollen. (Zum Vergleich: Cefotaxim, Erythromycin und Doxicyclin haben eine vergleichbare Aktivität gegen Borrelien; von Cefotaxim werden 6000 mg täglich gegeben, also wesentlich höhere Spiegel erreicht!) Bei 200 mg Doxicyclin oral als Einzeldosis erreicht man Serumspiegel von etwa 3 bis 4 mg/l. Dies reicht nicht aus, um auch Keime in schlecht zugänglichen Geweben zu erreichen.

> Viele vermeintliche Therapieversager dürften lediglich auf erhebliche Unterdosierungen zurückzuführen sein! Es ist auch sicher nicht sinnvoll, bei Versagen eines »optimalen« Regimes auf ein minder wirksames auszuweichen.

Rund 80% der Patienten im chronischen Stadium lassen sich mit einem Therapiezyklus sanieren; von den verbleibenden 20% benötigen

Empfehlungen zur Therapie
(Stand März/1999)

Stadium 1 (Lokalinfektion):

Doxicyclin 2–3 × 100 mg täglich oral über 3 Wochen.
Alternative ist Amoxicillin (z.B. 3 × 1 g bei Erwachsenen),
eventuell in Kombination mit Probenecid.
Die Kombination mit Clavulansäure (Augmentan®) ist unsinnig
(Borrelien bilden keine Penicillinase!).
Ebenfalls geeignet ist Azithromycin (500 mg/10 Tage).
Bei Kindern grundsätzlich Amoxicillin.

Stadium 2 (Generalisationsphase):

Cefotaxim (Claforan®) 2 × 3 g/die über 14 Tage.
Ceftriaxon (Rocephin®) 2–4 g/die über 14 Tage.
Reserve: Doxicyclin 2–3 × 100 mg intravenös über 21 Tage.
Imipenem (Zienam®), Azithromycin (Zithromax®)

Stadium 3 (Spätmanifestationen > 6 Monate):

Cefotaxim (Claforan®) 2 × 3 g/die über 14 (–21) Tage.
Ceftriaxon (Rocephin®) 4 g über 14 (–21) Tage.
Reserve : Doxicyclin i.v., Imipenem

Makrolide (auch Azithromycin) sind im chronischen Stadium grundsätzlich nicht geeignet.

zwei Drittel einen zweiten, einige wenige einen dritten oder gar vierten Zyklus. Läßt sich kein therapeutischer Effekt erzielen, sollte das auch Anlaß sein, das verwendete Therapieregime und auch die Diagnose kritisch zu überprüfen! Gerade in solchen Fällen sollte immer wieder der Versuch gemacht werden, eine Erregerpersistenz auch tatsächlich zu beweisen (kulturell oder mit PCR).

Bei Therapiebeginn ist mit einer *Herxheimer-Reaktion* zu rechnen: Der Patient wird nach wenigen Stunden auffallend blaß, bekommt manchmal Schüttelfröste und eventuell Fieber und eine deutliche Vasokonstriktion. Am zweiten Tag kehrt sich dieser Effekt um: Der Blutdruck fällt infolge starker Vasodilatation, der Patient zeigt eine starke Gesichtsrötung und klagt über Abgeschlagenheit, Kopf- und Muskelschmerzen. Am dritten Tag verschwindet diese

Reaktion in der Regel, Gelenkbeschwerden können sich allerdings protrahiert über mehrere Tage verschlechtern. Gelenkergüsse können sogar erstmalig unter der Therapie auftreten. Bei Infusionsbehandlung mit einem der Cephalosporin-Präparate ist die *Herxheimer-Reaktion* praktisch immer zu beobachten. Tritt sie überhaupt nicht auf, sind Zweifel an der Diagnose erlaubt. Die Reaktion wird mit großer Wahrscheinlichkeit durch die Freisetzung von Tumornekrosefaktor (TNF) bzw. Interleukin 1 (Il-1) aus stimulierten Makrophagen ausgelöst. Zur Prophylaxe der *Herxheimer-Reaktion* hat sich z.B. Triamcinolon (Volon® solubile) in einer Dosierung von 80 mg intravenös 60 Minuten vor der ersten Infusion bewährt. Bei oraler Therapie im Stadium 1 ist dies nicht nötig. Die *Herxheimer-Reaktion* wird durch die Corticoid-Prophylaxe nicht vollständig, aber weitgehend unterdrückt.

Allergische Zwischenfälle sind selten. In unseren Fällen registrierten wir bei 450 Therapien mit Cefotaxim drei allergische Sofortreaktionen und 21 Allergien vom verzögerten Typ (meist in Form eines Hautausschlags ab dem neunten Tag). Unter Ceftriaxon sind Durchfälle sehr häufig (bei fast 40%).

Kontrolle und Nachsorge Alle drei Monate nach Therapie wird nach klinischen Kriterien und serologisch der Verlauf kontrolliert. Der Behandlungserfolg wird in erster Linie klinisch beurteilt, da zuverlässige Laborparameter zur Feststellung einer Heilung nicht existieren. Der per Immunfluoreszenztest gemessene IgG-Titer fällt nach erfolgreicher Therapie oft, aber nicht immer, etwa um eine Titerstufe innerhalb von drei Monaten ab. Für den Enzymimmuntest ist dies nicht einheitlich zu beantworten. Jeder Test scheint seine eigene Kinetik zu haben.

Es ist nicht sinnvoll, unmittelbar nach Therapieende den Titer zu kontrollieren, weil er infolge vermehrter Antigenpräsentation oft sogar noch einmal kurzfristig ansteigt. Die Kontrolle der Antigenausscheidung im Urin (siehe oben) scheint dagegen ein besseres Verfahren zur Kontrolle des Heilungseffekts zu sein.

Rezidiv Rezidive sind auch noch nach bis zu zwei Jahren möglich. Vermutlich werden sie von »Persistern« im Kollagen ausgelöst. In dieser erneuten Vermehrungsphase der Erreger lassen sich dann auch wieder Erregerproteine im Urin nachweisen.

Die Nachsorge (»Follow-up«) muß unbedingt auch einen möglichen Symptomwechsel erfassen. Der Arthritiker sucht eventuell eine andere Ambulanz auf als der Patient mit Symptomen der Frühphase!

Diagnostik der Borrelien-Infektion

Das Vorgehen sowie die einzelnen Methoden, die bei der Borrelien-Diagnostik erfoderlich sind, sind in den folgenden Merkblättern 3 und 4 der Landesarbeitsgruppe Baden-Württemberg, der die drei Autoren angehören, aufgeführt.

Merkblatt 3/Stand 03/99 der
**Landesarbeitsgruppe Borreliose und FSME
Baden-Württemberg e.V., c/o Landesgesundheitsamt,
Wiederholdstraße 15, 70174 Stuttgart**

*Diagnostik der Borrelien-Infektion –
Serologische Diagnostik*

Bei den durch Zecken (Hauptüberträger: *Ixodes ricinus)* übertragenen Borrelien der Art *Borrelia burgdorferi* handelt es sich nicht um eine einheitliche Spezies; vielmehr werden hier mehrere Stämme unterschieden, die vor allem Unterschiede im Oberflächenprotein OsPA   OsPA aufweisen. In Europa kommen hauptsächlich drei Stämme vor: *B. burgdorferi sensu stricto, B. garinii* und *B. afzelii*[1]. Diese drei Stämme zeigen zwar im allgemeinen eine hohe serologische Kreuzreaktivität, können nichtsdestoweniger jedoch vor allem in der Frühphase der Infektion wegen ihrer unterschiedlichen Antigenität zu unterschiedlichen Testergebnissen führen.

   Vor Durchführung einer serologischen Untersuchung ist folgendes zu beachten: Nach stattgefundener Borrelien-Infektion tritt eine meßbare humorale Immunantwort erst mit Verzögerung auf. Im allgemeinen lassen sich trotz eventuell bestehender Symptome bis etwa zwei Wochen nach Infektion (Zeckenstich) keine Antikörper nachweisen. Etwa zwei bis vier Wochen nach Infektion können IgM-Antikörper und nach etwa vier bis acht Wochen auch IgG-Antikörper gegen *B. burgdorferi* festgestellt werden. In der Frühphase der Infektion darf die Entscheidung zur Therapie oder Prophylaxe daher nicht von dem Nachweis von Antikörpern (AK) abhängig gemacht werden, sondern muß sich nach dem klinischen Bild (z.B. Erythema migrans) oder ggf. nach dem Erregernachweis in der Zecke richten (vgl. Merkblatt Nr. 2).

   Nach frühzeitiger und erfolgreicher Antibiotikagabe kann im weiteren Verlauf eine Antikörperantwort in allen Klassen gänzlich ausbleiben. Sie kann auch verzögert ablaufen und erst Wochen oder Monate nach Infektion auftreten. Auch solange keine Generalisation der Infektion erfolgt, kann die AK-Antwort ausbleiben (bis > 1 Jahr).

Verlaufsunter-suchungen   Serologische Verlaufsuntersuchungen sind nicht generell nach jedem Zeckenstich indiziert, sondern nur nach Auftreten von Symptomen oder ggf. nach Stich durch eine Borrelien-positive Zecke. Hierbei ist folgendes Vorgehen zu empfehlen (Tab. 8): Die erste serologische Untersuchung bei uncharakteristischer Symptomatik kann etwa

Tab. 8

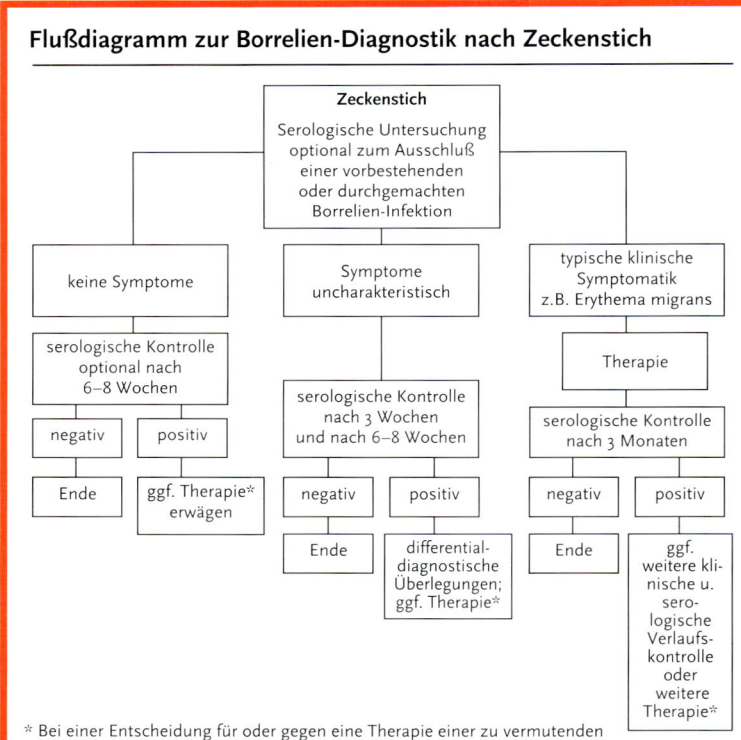

Flußdiagramm zur Borrelien-Diagnostik nach Zeckenstich

* Bei einer Entscheidung für oder gegen eine Therapie einer zu vermutenden Borrelien-Infektion sollten folgende Aspekte bedacht werden:
■ Es entspricht dem derzeitigen Wissensstand und den derzeitigen Behandlungsstandards, eine klinisch gesicherte Borrelien-Infektion (z.B. ECM) antibiotisch zu behandeln (s. auch Merkblatt zur Antibiotikatherapie).
■ Die Mehrzahl der aktuellen Publikationen empfiehlt bei Patienten ohne klinische Symptomatik, aber mit Titerkonstellationen, die eine akute oder chronische Borreliose möglich erscheinen lassen, keine antibiotische Behandlung.
■ Erfahrungsgemäß verschwindet das Frühsymptom in Form eines Erythema migrans meist auch ohne Therapie. Andererseits gibt es Hinweise, daß es bei steigenden oder im hohen Bereich persistierenden Antikörpertitern an einem signifikanten Prozentsatz der Patienten mit oder ohne klinische Primärmanifestation zu Spätfolgen der Erkrankung (Stadium 2, Stadium 3) kommt. Es erscheint daher folgerichtig, Patienten mit steigenden oder hohen Titerwerten auch ohne klinische Symptomatik in der Frühphase der Infektion in eine antibiotische Behandlung mit einzubeziehen, um Spätschäden vorzubeugen.

drei Wochen nach Zeckenstich erfolgen. Bei negativem Ergebnis wird eine Kontrolle nach sechs bis acht Wochen durchgeführt, bei grenzwertigem Befund evtl. auch früher. Bei positivem serologischem Befund sind differentialdiagnostische Überlegungen bzw. eine Therapie zu erwägen (siehe Anmerkungen Tab. 8). Nach einer Therapie wird eine Kontrolle im Abstand von zwölf Wochen durchgeführt. Hierbei ist zu beachten, daß die Antikörperantwort in der Frühphase i.d.R. eine größere Variabilität zeigt als in späteren Infektionsstadien. Ist die Kontrollserologie negativ, sind weitere Tests in der Regel nicht notwendig.

Eine serologische Testung zum Zeitpunkt des Zeckenstichs selbst wird aus Kostengründen nicht generell empfohlen; sie kann jedoch durchgeführt werden, wenn eine vorbestehende oder durchgemachte Borreliose ausgeschlossen werden soll.

Zur serologischen Diagnose bei Verdacht auf Borrelien-Infektion wird derzeit eine zweistufige Diagnostik empfohlen[6]. Es wird zunächst als preiswerter Suchtest ein IgG- und IgM-Enzymimmunoassay (ELISA) oder Immunfluoreszenztest (IFT) eingesetzt. Um auch frühe Infektionsstadien zu erfassen, sind beide Tests spezifisch für die Antikörperklassen IgG und IgM durchzuführen. **Verdacht auf Borrelia**

Bei der Auswahl des Screeningtests ist darauf zu achten, daß alle relevanten Borrelien-Antigene, insbesondere im ELISA, repräsentiert sind, um eine ausreichend hohe Sensitivität zu gewährleisten.

Liegen die Titer im IFT unter 1:40 bzw. die Extinktion im ELISA unterhalb des Cut-off, so gilt der Test als nicht reaktiv. Eine Borrelien-Infektion in der Frühphase oder eine gewisse Erregerpersistenz nach frühzeitiger Antibiotikabehandlung ist damit jedoch nicht ausgeschlossen. Aus diesem Grunde ist bei weiterbestehendem Krankheitsverdacht nach acht Wochen bzw. nach drei Monaten die oben beschriebene Kontrolle vorzunehmen.

Liegt ein reaktives Ergebnis im IFT oder im ELISA vor, muß es durch einen Immunoblottest, getrennt für die Antikörperklassen IgG und IgM, abgesichert werden (vgl. Merkblatt Nr. 4). Für die Interpretation sollten die serologischen Ergebnisse immer im Zusammenhang mit der klinischen Symptomatik gesehen werden (vgl. Tab. 8). So schließt eine negative Serologie eine akute Borreliose im Stadium 1 nicht aus, macht eine chronische Borreliose im Stadium 3 (Acrodermatitis chronica atrophicans, Lyme-Arthritis) jedoch sehr unwahrscheinlich. Diese Krankheitsbilder zeigen in aller Regel hohe IgG-Antikörper-Spiegel im ELISA und ein sehr ausgeprägtes Bandenmuster im Immunoblot[2]. Besteht der Verdacht auf eine Neuroborreliose, sollte ein Liquor-Serum-Paar vom selben Entnahmetag zum Nachweis einer autochthonen Antikörpersynthese im Liquor getestet wer- **Zusammenhang mit klinischen Symptomen** den. Gleichzeitig kann ein Erregernachweis (mittels PCR) im Liquor versucht werden.

Bei positivem IgG-Antikörper-Befund ohne klinische bzw. mit unspezifischer Symptomatik kann oft nicht zwischen einer Seronarbe und einer floriden Infektion unterschieden werden, da IgG-Antikörper gegen Borrelien sehr lange persistieren können. In Einzelfällen persistieren isolierte IgM-Antikörper ebenfalls lange[3], ohne IgG-Serokonversion ist dies jedoch, auch aufgrund der Störanfälligkeit der IgM-Tests (z.B. EBV-Infektion, RF), in aller Regel nicht als Zeichen einer chronischen Infektion zu werten[4].

Tab. 9

Klinische Stadien der Lyme-Borreliose[5]

Stadium I   **frühe lokalisierte Infektion**
Erythema migrans (EM)
Lymphadenosis cutis (solitäres Lymphozytom; häufig bei Reinfektionen)

Allgemeinsymptome:
grippaler Infekt (Übergang in Stadium 2)

Stadium 2   **frühe disseminierte Infektion**
Hautmanifestationen:
sekundäre EM-Läsionen (selten)
Lymphadenosis cutis benigna
(disseminiertes Lymphozytom)

neurologische Manifestationen:
Bannwarth-Syndrom (Meningoradikuloneuritis)
Hirnnervenlähmung (vor allem N. facialis)

kardiale Manifestationen:
Karditis (Tachyarrhythmien, AV-Block)

rheumatologische Manifestationen:
Myalgien, Arthralgien

Stadium 3   **persistierende Infektion**
(chronische Kollagenkrankheit)
rheumatologische Manifestationen:
Arthritis, (Myositis)

neurologische Spätmanifestationen:
periphere Neuropathie
progressive Enzephalomyelitis

dermatologische Spätmanifestationen:
Acrodermatitis chronica atrophicans (ACA)

Spezielle Literatur:

1 Baranton G., Postic D., Saint Girons I., Boerlin B., Pifaretti J.C., Assous M., Grimont P.A.D.: Delineation of Borrelia burgdorferi sensu stricto, Borrelia garinii sp. nov. and Group VS461 associated with Lyme borreliosis. Int. J. Syst. Bacteriol. 42: 378–383 (1992)
2 Kamradt T., Krause A., Priem S., Burmester G.R.: Die Lyme-Arthritis. Klinik, Diagnose und Therapie. Dt. Ärztebl. 95: 214–219 (1998)
3 Hammers-Berggren S., Lebech A.M., Karlsson M., Svenungsson B., Hansen K., Stiernstedt J.: Serological follow-up after treatment of patients with erythema migrans and neuroborreliosis. J. Clin. Microbiol. 32: 1519–1525 (1994)
4 Craaft J.E., Fisher D.K., Shimamoto G.T., Steere A.C.: Antigens of Borrelia burgdorferi recognized during Lyme disease. Appeareance of new immunoglobulin M response and expansion of the immunoglobulin G response late in the illness. J. Clin. Invest. 78: 934–939 (1986)
5 Wilske B., Pfister H.W.: Lyme borreliosis research. Curr. Opin. Inf. Dis. 8: 137–144 (1995)
6 Ledue T.B., Collins M.F., Craig W.Y.: New laboratory guidelines for serologic of Lyme disease: evaluation of the two-test protocol. J. Clin. Microbiol. 34: 2343–2350 (1996)

Merkblatt 4/Stand 03/99 der
Landesarbeitsgruppe Borreliose und FSME
Baden-Württemberg e.V., c/o Landesgesundheitsamt,
Wiederholdstraße 15, 70174 Stuttgart

Diagnostik der Borrelien-Infektion – Interpretation des Immunoblots

Ein reaktives Ergebnis in einem serologischen Screeningtest auf *Borrelia burgdorferi* (z.B. IFT, ELISA) bedarf der Absicherung durch einen Immunoblottest, getrennt für die Antikörperklassen IgG und IgM. Das Prinzip des Immunoblots beruht auf der Reaktivität der Patientenantikörper mit einzelnen Borrelien-Proteinen. (In Screeningtests wird die Reaktivität gegen die gesamten Borrelien-Proteine bestimmt.) Diese Proteine werden entsprechend ihrem Molekulargewicht in kDa unterschieden und sind auf dem Befund anzugeben. Hierbei kommt den Antikörpern gegen die einzelnen Proteine folgende Bedeutung zu[1, 2]:

Molekulargewicht

■ 100 kDa, 94 kDa und 83 kDa: für *Borrelia burgdorferi* spezifisches Protein. Die Molekulargewichtsunterschiede beruhen auf der Verwendung unterschiedlicher Teststämme; es handelt sich jedoch um dasselbe Protein. IgG-Antikörper gegen dieses Protein werden typischerweise im Stadium 2 (siehe Tab. 9) und vor allem im Stadium 3, also in der Spätphase der Infektion, gefunden.

■ Die Proteine mit 75 kDa und 66 kDa sind Hitzeschock-Proteine. Diese sind wenig spezifisch, und Antikörper gegen diese Proteine treten auch bei anderen Infektionen auf.

Common Antigen

■ Bei dem 60-kDa-Protein handelt es sich um ein Spezies-übergreifendes Antigen (*Common Antigen*), gegen das bei vielen weiteren bakteriellen Infektionen (z.B. *E. coli*, Treponemen, Legionellen, Pseudomonaden) Antikörper gefunden werden.

■ Die beiden Proteine bei 58 kDa und 47 kDa sind ebenfalls Hitzeschock-Proteine, die eine geringe Spezifität aufweisen.

■ Beim 41-kDa-Protein handelt es sich um das Flagellin-Protein. Antikörper gegen dieses Protein finden sich bei einem sehr hohen Prozentsatz aller Borrelien-Infektionen schon im Frühstadium der Erkrankung. Antikörper gegen dieses Protein treten aber auch bei anderen Infektionen mit Spirochäten und begeißelten Bakterien auf. Im Spätstadium der Borreliose lassen sich Antikörper gegen P41 teilweise nicht mehr nachweisen.

■ Antikörper gegen das 39-kDa-Membranprotein A (Bmp A) sind hochspezifisch und lassen sich im gesamten Erkrankungsverlauf nachweisen, kommen jedoch bei Infektionen in Europa seltener vor.

■ Antikörper gegen das 37-kDa-Protein können ebenfalls als spezifisch angesehen werden.

Membranproteine

■ Beim 34-kDa-Protein handelt es sich um das äußere Membranprotein B (OspB), beim 31-kDa-Protein um das äußere Membranprotein A (OspA).

■ Antikörper gegen beide Proteine sind sehr spezifisch für eine Borrelien-Infektion, treten jedoch in der Regel erst in späteren Erkrankungsstadien auf. Insbesondere für OspA sind eine Reihe unterschiedlicher Serotypen bekannt.

■ Das 29/28-kDa-Protein entspricht dem OspD. Antikörper dagegen sind nur schwach ausgeprägt und treten nicht immer auf, ihre Spezifität ist jedoch hoch.

■ Das 25-kDa-Protein entspricht dem äußeren Membranprotein C (OspC) und ist sehr spezifisch für *Borrelia burgdorferi*. Antikörper gegen dieses Protein erscheinen sehr früh nach Infektion und können das erste Zeichen einer Borrelieninfektion sein. Auch von OspC sind verschiedene Serotypen (mindestens 13) bekannt. Das 21-kDa-Protein entspricht ebenfalls dem OspC.

■ Das 18-kDa-Protein ist ein wenig charakterisiertes Protein. Antikörper gegen dieses Protein sind wahrscheinlich spezifisch und treten vor allem in der Spätphase der Erkrankung auf.

■ Von den Proteinen mit niederem Molekulargewicht spielt vor allem das 5-kDa-Protein (Glykolipid) eine Rolle. Antikörper gegen dieses Protein treten ebenfalls hauptsächlich in der Spätphase der Erkrankung auf. Mittels kommerzieller Immunoblots können Antikörper gegen dieses Glykolipid jedoch nicht nachgewiesen werden.

Für die Interpretation des Immunoblots existieren in Europa derzeit keine einheitlichen Kriterien, da diese unter anderem vom verwendeten Antigen (Borrelienstamm, nativ bzw. rekombinant) abhängig sind[3,4]. Für den Immunoblot mit nativem Antigen sind jedoch folgende Kriterien anwendbar: Das Ergebnis eines Immunoblots ist dann als *positiv* zu werten, wenn Antikörper gegen mindestens zwei hochspezifische Proteine nachgewiesen werden. Können im Blot keine Antikörper oder nur Antikörper gegen nicht oder wenig spezifische Proteine nachgewiesen werden, so ist das Ergebnis als *negativ* zu bewerten. Bei Nachweis von Antikörpern gegen nur ein hochspezifisches Protein (fragliches Ergebnis) ist der Immunoblot mit einer zweiten, zehn Tage später abgenommenen Serumprobe zu *wiederholen*. Für die Interpretation des IgM-Immunoblots sind vor allem die frühen Banden 41 kDa (Flagellin), 39 kDA (BmpA) und 25/21 kDa (OspC) von Bedeutung[5].

Positives und negatives Resultat

Der Nachweis spezifischer IgA-Antikörper im Immunoblot kann zusätzliche Anhaltspunkte ergeben; bisher liegen jedoch noch keine umfangreichen Erfahrungen vor.

Generell sollten bei der Gesamtbeurteilung der Borrelien-Immunoblots nicht nur die Art, sondern auch die Stärke der Banden Berücksichtigung finden.

Spezielle Literatur

[1] Aguero-Rosenfeld M.E., Nowakowski J., McKenna D.F., Carbonaro C.A., Wormser G.P.: Serodiagnosis in early Lyme disease. J. Clin. Microbiol. 31: 3090–3095 (1993)

[2] Ma B., Christen B., Leung D., Vigo-Pelfrey C.: Serodiagnosis of Lyme borreliosis by western immunoblot: reactivity of various significant antibodies against Borrelia burgdorferi. J. Clin. Microbiol. 30: 370–376 (1992)

[3] Dressler F., Whalen J.A., Reinhardt B.N., Steere A.C.: Western blotting in the serodiagnosis of Lyme disease. J. Infect. Dis. 167: 392–400 (1993)

[4] Hauser U., Lehnert G., Lobentanzer R., Wilske B.: Interpretation criteria for standardized western blots for three European species of Borrelia burgdorferi sensu lato. J. Clin. Microbiol. 35: 1433–1444 (1997)

[5] Engstrom S.M., Shoop E., Johnson R.C.: Immunoblot interpretation criteria for serodiagnosis of early Lyme disease. J. Clin. Microbiol. 33: 419–427 (1995)

Tab. 10

Bedeutung der Immunoblot-Banden
(*B. burgdorferi sensu stricto*; B 31)

Antigen/Bezeichnung*	Bedeutung	Spezifität	Phase
83 kDa (100 kDa, 94 kDa)	Protein der Membran-Vesikel auf der Oberfläche	sehr hoch	spät
75 kDa, 66 kDa	Heat shock	keine	früh/mittel
60 kDa (62 kDa)	Common Antigen (Gro EL)	keine	früh/mittel
58 kDa	Heat shock	keine	mittel
55 kDa (56 kDa)	P 55	gering	spät
47 kDa	Heat shock	keine	früh/mittel
41 kDa	Flagellin	gering	früh
39 kDa	P 39 BmpA	sehr hoch	alle
37 kDa	P 37	hoch	alle
34 kDa	OspB	hoch	spät
31 kDa	OspA	hoch	spät
29/28 kDa	OspD	hoch	mittel
25 kDa (21 kDa, 22 kDa, 23 kDa)	OspC	sehr hoch	sehr früh
18 kDa (21 kDa)	P 18	hoch	spät
5 kDa	Glykolipid	mäßig	spät

* Die Nomenklatur für eine Reihe von Banden ist in der Literatur nicht einheitlich. Verschiedene Labormethoden, Arbeitsgruppen, Immun- und Speziesvarianten und neue Forschungsergebnisse führen zu unterschiedlichen Nomenklaturen.

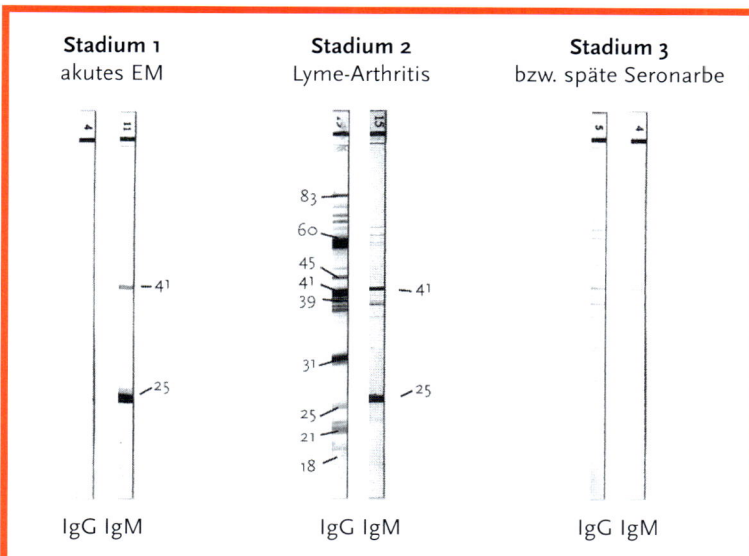

Tab. 11
Immunoblot-
Befund bei ver-
schiedenen
Stadien der
Borreliose

7. Prophylaktische Maßnahmen

von Prof. Dr. Peter Kimmig

Prophylaktische Maßnahmen haben bei Zecken bzw. bei den von ihnen übertragenen Krankheiten einen hohen Stellenwert. Hierbei sind allgemeine prophylaktische Maßnahmen, die die Verhinderung von Zeckenstichen zum Ziel haben, von speziellen Maßnahmen zu unterscheiden, die der Infektionsprophylaxe dienen.

Wie lassen sich Zecken abwehren?

Dicht-schließende Kleidung Bei Aufenthalt in Zeckengebieten empfiehlt es sich, dichtschließende Kleidung zu tragen. Kurze Hosen und kurzärmlige Hemden sind geradezu eine Einladung für Zecken und somit äußerst ungünstig. Eine »korrekte« Kleidung, wie sie etwa bei gezieltem Aufenthalt in Zeckengebieten getragen wird, besteht aus einer langen Hose, die in die Socken gesteckt wird sowie einem langärmligen, am Bund dichtschließenden Hemd (Abb. 52). Dieser Aufzug ist zwar ästhetisch wenig befriedigend, bietet jedoch einen außerordentlich wirksamen Schutz gegen Zeckenbefall, da diese die Kleidung nicht zu durchdringen vermögen.

Repellents Durch die Verwendung von sogenannten Repellents, zeckenabweisenden Mitteln, kann der Schutz weiter verbessert werden. Als äußerst wirksames Abwehrmittel hat sich Permethrin erwiesen, das auf die Kleidung aufgesprüht wird. Gegebenenfalls reicht es hierbei aus, die Hosenbeine bis in etwa 1 m Höhe zu imprägnieren (vgl. Kap. 1). Repellents, die auf die Haut aufgetragen werden (z. B. Autan®), sind gegen Zecken weniger wirksam als etwa gegen Mücken; der beste Schutz wird durch eine Kombination beider Verfahren erzielt; entsprechende Kombinationsprodukte sind im Handel, z. B. Nobite® für Kleidung und Haut (in Apotheken rezeptfrei zu beziehen).

Das Absammeln der Zecken nach Aufenthalt in einem Zeckengebiet ist eine einfache Maßnahme und zugleich sehr effektiv. Zunächst sollte die Kleidung gründlich nach Zecken abgesucht werden, um ein späteres Eindringen der Zecken nach Lockern der Kleidung zu verhindern. Es empfiehlt sich, helle Kleidung zu tragen, auf der sich die Zecken sofort erkennen lassen.

Das Absammeln von Zecken darf sich jedoch nicht auf die Kleidung beschränken, sondern sollte auch auf der bloßen Haut vorgenommen werden. Da Zecken, wie in Kapitel 1 dargestellt, unter Umständen Stunden benötigen, bis sie eine geeignete Stelle zum Einstechen gefunden haben, wird man in vielen Fällen noch Zecken entfernen können, bevor sie mit dem Blutsaugen begonnen haben. Aber auch nach dem Einstechen ist eine frühzeitige Entfernung dringend anzuraten, da die Zahl der möglicherweise eingedrungenen Erreger so minimiert wird. Bei Borrelien ist sogar mit 90%iger Wahrscheinlichkeit erst nach 24 Stunden mit einem Übertritt der Erreger zu rechnen. Je geringer die Menge der eingedrungenen Erreger ist, desto kleiner ist auch das Risiko einer Erkrankung, für die die aufgenommene Infektionsdosis der entscheidende Faktor ist.

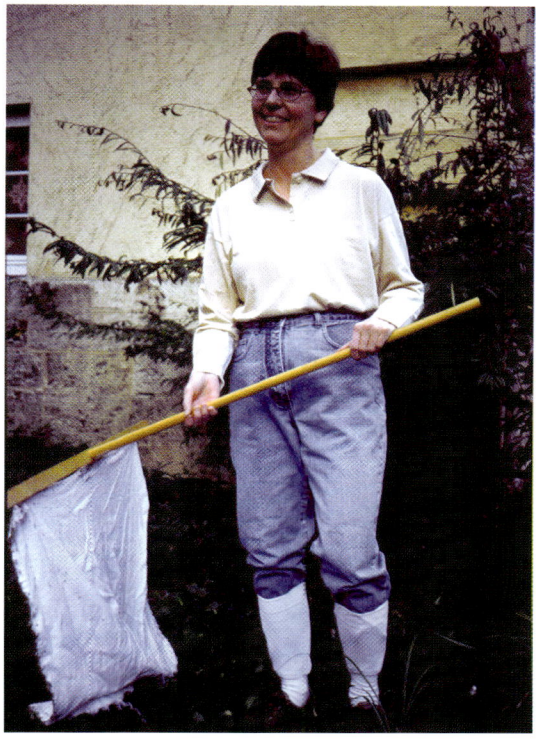

Abb. 52
»Korrekte« Zecken-Schutzkleidung. Um Zecken vom Körper fernzuhalten, empfiehlt sich eine dichtschließende Kleidung (langärmeliges Hemd, Hosen in die Socken stecken). Helle Farben erleichtern das Absammeln der Zecken. Bei starker Zeckenexposition wie etwa beim Zecken-Sammeln (Bild) ist eine derartige »Uniform« sehr wirksam gegen Zeckenbefall. – Kimmig

Beim Absuchen des Körpers auf Zecken ist zu bedenken, daß diese häufig an unzugänglichen Körperstellen sitzen, so daß sich gegebenenfalls ein gegenseitiges Absuchen nach Zecken empfiehlt. Kinder sollten unbedingt von Erwachsenen inspiziert werden.

Gegenseitiges Absuchen

Wie werden Zecken richtig entfernt?

Haben die Zecken ihre Mundwerkzeuge bereits eingestochen und sitzen fest, müssen sie mit geeigneten Maßnahmen entfernt werden.

! Früher propagierte Verfahren, wie die Verwendung von Öl oder Klebstoffen, die dem Abtöten der Zecken dienten, haben sich als äußerst ungünstig erwiesen, da die Zecke im Todeskampf etwa vorhandene Krankheitserreger verstärkt injiziert. Auch ein Quetschen des Zeckenkörpers muß unbedingt vermieden werden, da hier die Speicheldrüsen liegen, in denen sich Krankheitserreger befinden und dann regelrecht injiziert werden können.

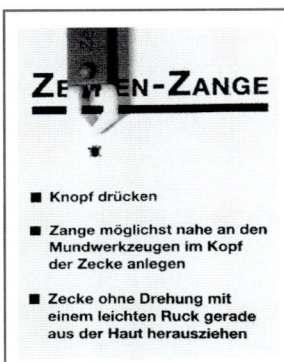

ZE EN-ZANGE

■ Knopf drücken

■ Zange möglichst nahe an den Mundwerkzeugen im Kopf der Zecke anlegen

■ Zecke ohne Drehung mit einem leichten Ruck gerade aus der Haut herausziehen

Abb. 53
Ungeeignetes
Instrument: Die
Zeckenzange ist
zu grob für
kleinere Zecken

Zum Entfernen der Zecke benötigt man eine sehr feine Pinzette (Uhrmacherpinzette); damit wird die Zecke vor dem eigentlichen Körper an den Mundwerkzeugen gepackt und mit rüttelnden oder drehenden Bewegungen herausgezogen. Die im Handel befindlichen Zeckenzangen sind für diese Verfahren oft zu grob und führen etwa beim Entfernen von Nymphen zum unerwünschten Quetschen des Zeckenkörpers. Es ist auch möglich, die Zecke mit Hilfe eines Skalpells oder einer Injektionsnadel herauszuheben, das Verfahren erfordert allerdings einige Übung (vgl. Merkblatt Nr. 1). Gelegentlich bleibt nach Entfernen der Zecke noch ein Stück in der Haut zurück. Bei diesem »Kopf« der Zecke handelt es sich um das mit Widerhaken versehene Hypostom; ein Steckenbleiben dieses Zeckenanteils bedeutet jedoch keinerlei Grund zur Panik, da es sich um einen festen Chitinzapfen handelt, der keine Infektionserreger enthält. Er eitert meist nach einigen Tagen von selbst heraus. Von einem großzügigen Herausschneiden von Zeckenteilen oder ganzen Zecken, wie es früher von Chirurgen empfohlen wurde, ist dringend abzuraten!

Merkblatt 1 / Stand 03/98 der
Landesarbeitsgruppe Borreliose und FSME
Baden-Württemberg e.V., c/o Landesgesundheitsamt,
Wiederholdstraße 15, 70174 Stuttgart

Wie kann das Borreliose-Risiko nach Zeckenstich gesenkt werden?

Frischgeschlüpfte Zeckenlarven sind nur zu etwa 1% Träger von Borrelien, die sie transovariell erhalten haben (*Magnarelli* 1987, *Lane* 1987, *Telford* 1988, *Matuschka* 1992). Überwiegend nehmen die hauptsächlich an Kleinsäugern (Nagern) saugenden Larven bei ihrer ersten Blutmahlzeit den Erreger auf. Sie sind danach schon in deutlich höherem Prozentsatz infiziert. Durch die nächste Blutmahlzeit (als Nymphe nach der Häutung) steigt die Borrelien-Durchseuchung weiter an, um schließlich bei den adulten Zecken Werte von bis zu 50% zu erreichen (siehe auch *Matuschka* 1992).

Durch-
seuchung
bis zu 50%

Die Dauer des Saugaktes ist nach tierexperimentellen Untersuchungen von entscheidender Bedeutung. Es konnte in den USA festgestellt werden, daß innerhalb der ersten zwölf Stunden fast keine Übertragung des Erregers stattfindet. Die Übertragungsrate nach mehr als 24 Stunden beträgt etwa 30%, nach 48 bis 72 Stunden fast 100% (*Piesmann* 1987, 1991, *Ginsberg* 1993). Untersuchungen in Deutschland (Berlin) zeigten, daß die Übertragungsrate nach 16,7 Stunden 47% und nach 28,9 Stunden 50% beträgt. Nach mehr als 47 Stunden findet zu 100% eine Erregerübertragung statt (*Kahl* 1998). Dies bedeutet, daß nach einem Stich die Zecke möglichst schnell entfernt werden sollte.

Da Zecken beim Versuch der Entfernung oft gequetscht werden, wird der Erreger häufig ungewollt wie mit einer Injektionsspritze übertragen. Dies ist nach heutiger Meinung der Hauptgrund für die hohen Erkrankungszahlen beim Menschen. Daher gilt:

■ Zecke baldmöglichst entfernen!
■ Zecke niemals quetschen!

Pinzetten und Zeckenzangen sind in der Regel zu grob, um die Zecke ausschließlich im Kopfbereich fassen zu können, so daß fast zwangsläufig Druck auf den Zeckenkörper ausgeübt wird. Besonders die kleinen Larven und Nymphen können nur mit einem Skalpell oder einer extrem feinen Pinzette fachgerecht entfernt werden. Keine Öle oder Klebstoffe verwenden, da diese die Zecken veranlassen, Sekrete abzugeben.

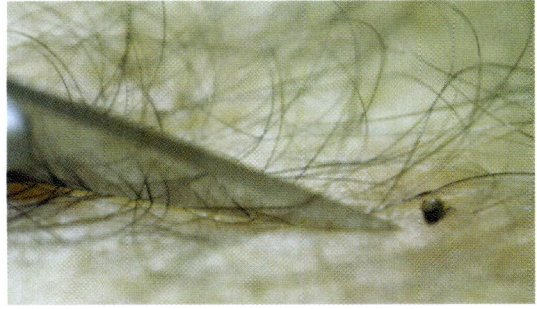

Abb. 54
Fachgerechte
Entfernung mit
einem Skalpell
der Form 11. Die
stumpfe Seite
der Klinge liegt
auf der Haut
auf, die Zecke
wird herausgehebelt!

Grundsätzlich ist zu beachten: Wenn nach Zeckenstich eine Hautrötung von mehr als 5 cm Durchmesser erscheint oder grippeartige Allgemeinsymptome auftreten, Arzt konsultieren, sechs Wochen bis drei Monate nach Stich serologische Kontrolle!

Spezielle Literatur:

Ginsberg H.S.: Transmission risk of Lyme disease and implications for tick management. Am. J. Epidemiol. 138(1): 65–73 (1993)

Kahl O., Janetzki-Mittmann C., Gray J.S., Jonas R., Stein J., de Boer R.: Risk of infection with Borrelia burgdorferi sensu lato for a host in relation to the duration of nymphal Ixodes ricinus feeding and the method of tick removal. Zentralbl. Bakteriol. 287: 41–52 (1998)

Lane R.S., Burgdorfer W.: Transovarial and transstadial passage of Borrelia burgdorferi in the western black-legged tick, Ixodes pacificus (Acari: Ixodidae). Am. J. Trop. Med. Hyg. 37(1): 188–192 (1987)

Magid D., Schwartz B., Craft J., Schwartz J.S.: Prevention of Lyme disease after tick bites. A cost-effectiveness analysis. N. Engl. J. Med. 327(8): 534–541 (1992)

Magnarelli L.A., Anderson J.F., Fish D.: Transovarial transmission of Borrelia burgdorferi in Ixodes dammini (Acari:Ixodidae). J. Infect. Dis. 156(1): 234–236 (1987)

Magnarelli L.A., Anderson J.F.: Ticks and biting insects infected with the etiological agent of Lyme Disease, Borrelia burgdorferi. J. Clin. Microbiol. 26: 1482–1486 (1988)

Maiwald M., Petney T.N., Brückner M., Krämer C., Röhler B., Beichel E., Hassler D.: Untersuchungen zur natürlichen Epidemiologie der Lyme-Borreliose anläßlich des gehäuften Auftretens von Erkrankungen in einem Vorort einer nordbadischen Gemeinde. Gesundheitswesen 57: 419–425 (1995b)

Matuschka F.R., Fischer P., Heiler M., Blumcke S., Spielman A.: Stage-associated risk of transmission of the Lyme disease spirochete by European Ixodes ticks. Parasitol. Res. 78(8): 695–698 (1992)

Piesman J., Maupin G.O., Campos E.G., Happ C.M.: Duration of adult female Ixodes dammini attachment and transmission of Borrelia burgdorferi, with description of a needle aspiration isolation method. J. Infect. Dis. 163(4): 895–897 (1991)

Piesman J: Dynamics of Borrelia burgdorferi transmission by nymphal Ixodes dammini ticks. J. Infect. Dis. 167(5): 1082–1085 (1993)

Wie kann man sich gegen Infektionen durch Zecken schützen?

FSME

Aktive Immunisierung (Impfung)

Gegen FSME sind Impfstoffe im Handel (z. B. FSME-Immun®, Encepur®), die inaktivierte FSME-Viren enthalten. Diese Vakzinen veranlassen den Organismus zur Bildung sogenannter neutralisierender Antikörper, spezifischer Abwehrstoffe, die gegen Oberflächenstrukturen der FSME-Viren gerichtet sind. Wenn infektiöse FSME-Viren in den Organismus eines Geimpften gelangen, binden sich diese Antikörper an die genannten Oberflächenstrukturen an und blockieren sie. Dies führt letztlich zu einer Inaktivierung des Virus, da die Erreger dann nicht mehr in der Lage sind, an ihre Zielzellen anzudocken und sie zu infizieren. FSME-Viren haben sich als genetisch sehr stabil erwiesen, so ist die aktive Impfung nicht nur gegen alle Stämme in Westeuropa wirksam, sondern darüber hinaus auch gegen die in Rußland vorkommenden nächsten Verwandten der FSME-Viren, die Erreger der RSSE (vgl. Kap. 2).

■ Die Grundimmunisierung besteht aus drei Impfungen, die im Abstand von ein bis drei Monaten bzw. neun bis zwölf Monaten verabreicht werden.
■ Schnellimmunisierungsschemata, mit denen sich ein Immunschutz in zwei bis drei Wochen aufbauen läßt, sind für die genannten Präparate angegeben.
■ Auffrischimpfungen empfehlen sich im Abstand von drei Jahren; speziell ältere Personen (über 50 Jahre) sollten diesen Mindestabstand einhalten, da Fälle beschrieben sind, bei denen es zu einer FSME-Infektion kam, nachdem die letzte FSME-Impfung länger als drei Jahre zurücklag.

Der optimale Zeitpunkt für die FSME-Impfung liegt in der kalten Jahreszeit, um bis zu Beginn der Zeckenaktivität (die unter Umständen schon im Februar beginnen kann) einen ausreichenden Impfschutz aufbauen zu können. Prinzipiell läßt sich eine aktive FSME-Impfung jedoch das ganze Jahr über vornehmen. Schädliche Auswirkungen der aktiven Impfung auf eine im Entstehen begriffene natürliche Infektion sind nicht bekannt.

Die Impfung ist sehr gut verträglich, ernstere Nebenwirkungen in Form von reversiblen peripheren Nervenentzündungen treten nur selten auf (Häufigkeit von 1 : 1 Mio). Andere impfbedingte Nebenwirkungen wie Enzephalitiden haben sich nicht bestätigen lassen. In Österreich, wo bereits viele Millionen Impfdosen verabreicht wurden, sind schwere Nebenwirkungen nicht beobachtet worden. Eine FSME-Impfung ist auch bei Kindern möglich; in Deutschland wird eine Impfung ab dem dritten Lebensjahr empfohlen, in Österreich wird die Impfung bereits bei einjährigen Kindern vorgenommen. Generell verlaufen FSME-Infektionen bei Kindern zwar leichter oder bleiben unbemerkt, trotzdem gibt es auch bei Kindern schwere FSME-Verläufe, so daß bei entsprechender Exposition die Impfung auch hier gerechtfertigt ist. In Baden-Württemberg stellt die FSME-Impfung ei-

Gute Verträglichkeit

ne öffentlich empfohlene Impfung dar, bei der der Staat für eventuelle Impfschäden aufkommt.

Wer soll sich impfen lassen? Die Indikation zur FSME-Impfung hat im Laufe der Zeit einen Wandel durchgemacht. Früher orientierte man sich ausschließlich an Risikogebieten und Hochrisikogebieten, die aufgrund der Lokalisierung klinischer FSME-Fälle erstellt wurden (vgl. Kap. 3, Abb. 32b). Seroepidemiologische Untersuchungen haben inzwischen gezeigt, daß FSME-Viren faktisch in ganz Baden-Württemberg vorkommen, wenn auch in unterschiedlicher Häufigkeit (Abb. 33). Berücksichtigt man ferner die Mobilität der Bevölkerung, sollte sich die Impfempfehlung in erster Linie an der *Exposition* und erst in zweiter Linie an den Risikogebieten anhand klinischer Fälle orientieren. Somit ist die FSME-Schutzimpfung in Süddeutschland allen Personen zu empfehlen, für die ein *erhöhtes Expositionsrisiko* besteht. Dies gilt nicht nur für beruflich exponierte Personen, wie z. B. Waldarbeiter, Jäger und Förster, sondern besonders auch für Personen, die sich in ihrer Freizeit häufig in Zeckengebieten aufhalten; schließlich werden die meisten FSME-Infektionen durch Freizeitaktivitäten erworben.

Passive Immunisierung

Bei der passiven Immunisierung wird nicht der menschliche Organismus selbst zur Bildung neutralisierender Antikörper veranlaßt, sondern es wird ihm Serum injiziert, das bereits diese Antikörper enthält (FSME-Immunglobulin z. B. FSME-Bulin®). Diese »fremden« Antikörper werden vom Körper innerhalb von ein bis drei Monaten abgebaut.

Die passive Immunisierung ist daher zum Langzeitschutz völlig ungeeignet, sie kann lediglich als kurzfristige Prophylaxe vor Einreise in ein Zeckengebiet bzw. als Sofortmaßnahme nach einem Zeckenstich (sogenannte prä- und postexpositionelle Sofortprophylaxe) eingesetzt werden. Die Wirksamkeit der passiven Immunisierung mit FSME-Immunglobulin ist nur im Tierversuch erwiesen, beim Menschen dagegen schlecht belegt.

Vor allem aber ist diese Maßnahme prinzipiell mit gewissen Gefahren verbunden: Diese bestehen zum einen in der Gabe von Fremdeiweiß, die immer die Möglichkeit einer allergischen Reaktion, die bis zum Schock gehen kann, beinhaltet. Die spezielle Gefahr bei FSME-

Immunglobulin besteht jedoch darin, daß es nur bis maximal drei Tage nach Zeckenstich gegeben werden darf. Maximal drei Tage nach Stich

> **!** **●** Eine spätere Gabe des Immunglobulins führt nicht zu einer Verbesserung, sondern im Gegenteil zu einer Verschlechterung des Infektionsverlaufs! Speziell bei Kindern sind nach Immunglobulingabe besonders schwere Verläufe bekannt geworden, so daß die Gabe von FSME-Immunglobulin bei Kindern bis zum 16. Lebensjahr derzeit ausgesetzt ist.

Aber auch bei Erwachsenen ist die Verabreichung dieses Immunglobulins kritisch zu sehen. So kann man in Hochendemiegebieten, in denen Zeckenbefallsraten von 1 bis 5% (vgl. Kap. 3) bestimmt wurden, nie sicher sein, ob der Betreffende neben dem aktuellen Zeckenstich nicht möglicherweise schon einen früheren, unbemerkt gebliebenen Zeckenstich erlitten hat.

> **!** **●** Mit anderen Worten: In Hochendemiegebieten muß man stets gegenwärtig sein, daß sich die Patienten bereits in der Inkubationszeit einer FSME-Infektion befinden, die länger als drei Tage zurückliegt, so daß sich eine passive Immunisierung dann verbietet. Daraus ergibt sich die auf den ersten Blick widersinnig erscheinende Empfehlung, gerade bei Personen aus Hochendemiegebieten kein FSME-Immunglobulin nach Zeckenstich anzuwenden.

In Betracht zu ziehen ist die passive Immunisierung somit lediglich bei Personen, die aus Nichtendemiegebieten, etwa aus Hamburg, stammen und als Touristen im Hochendemiegebiet, etwa in Österreich, einen Zeckenstich erlitten haben. Bei solchen Personen kann das Immunglobulin auch prophylaktisch gegeben werden.

Lyme-Borreliose

Aktive Immunisierung (Impfung)

Die Entwicklung eines Impfstoffs gegen die Lyme-Borreliose stößt auf erheblich größere Schwierigkeiten als gegen die FSME. Auch die Impfung gegen Borrelien basiert auf dem Prinzip, die Bildung von Antikörpern zu induzieren, die gegen die Borrelien-Oberfläche gerichtet sind. Das Problem besteht darin, daß diese Oberflächenproteine (meist als *Outer Surface Proteins, OSP,* bezeichnet) eine außerordentlich große Variabilität aufweisen. Diese ist so bedeutend, daß OSP

man heute statt der einen Art *Borrelia burgdorferi* noch weitere Borrelienarten unterscheidet (vgl. Kap. 5); neben *Borrelia burgdorferi* im engeren Sinne sind dies *Borrelia garinii, Borrelia afzelii, Borrelia valaisiana* sowie *Borrelia japonica*.

Während in den USA fast ausschließlich nur *Borrelia burgdorferi* im
engeren Sinne vorkommt, sind in Europa abgesehen von Borrelia japonica alle anderen Arten und möglicherweise noch weitere vertreten. Dies hat den Effekt, daß in den USA bereits ein Impfstoff gegen *Borrelia burgdorferi* i.e.S. verfügbar ist, der hier eine Wirksamkeit
von 70 bis 80% aufweist. Für Europa, wo *Borrelia burgdorferi* i.e.S.
nur 10% der Borrelien-Fauna ausmacht (vgl. Kap. 5), ist diese Vakzine
naturgemäß ungeeignet. An der Entwicklung eines für Europa geeigneten Impfstoffs, der auch die anderen Borrelienarten erfaßt, wird
intensiv gearbeitet, man rechnet aber noch mit einer Entwicklungs-
zeit von mehreren Jahren.

Erst in mehreren Jahren

Antibiotikaprophylaxe

Borrelien sind Bakterien mit einem eigenen Stoffwechsel und als solche gegenüber verschiedenen Antibiotika empfindlich. Damit ergibt
sich im Prinzip die Möglichkeit einer Antibiotikaprophylaxe nach er-
folgtem Zeckenstich. Die Meinungen hierüber gehen jedoch weit
auseinander:

> Eine generelle antibiotische Prophylaxe nach jedem Zeckenstich
> wird mehrheitlich abgelehnt. Von den meisten Experten wird eine
> Antibiotikabehandlung nur bei klinischen Symptomen einer Bor-
> reliose befürwortet. Dies wird mit dem Fehlen von allgemein
> akzeptierten Daten über die Häufigkeit von Spätkomplikationen
> nach Borrelien-Infektion begründet.

Eine andere Situation liegt indessen vor, wenn man nur die Zecken
berücksichtigt, die definitiv Borrelien enthalten haben. Hier liegt aufgrund neuerer Untersuchungen die Infektionsübertragungsrate mit
25% gegenüber früheren Untersuchungen ganz unerwartet hoch.
Angesichts dieser hohen Übertragungsrate durch Borrelien-infizierte
Zecken und angesichts der Tatsache, daß es im Rahmen der oben genannten Studie unter 60 Borrelien-Infektionen zu zwei direkten
Neuroborreliosen kam, wurde von der Landesarbeitsgruppe Borreliose und FSME Baden-Württemberg ein alternatives Vorgehen nach
Zeckenstich vorgeschlagen. Danach sollte jede Zecke, die bei einem
Menschen entfernt wurde, nach Möglichkeit auf Borrelien unter-
sucht werden. Bei Borrelien-Nachweis in der Zecke sollte bis zum
fünften Tag nach Zeckenstich eine postexpositionelle antibiotische

Entfernte Zecke unter-suchen

Prophylaxe mit Doxycyclin, Azithromycin oder Amoxicilin in Betracht gezogen werden. Die Einzelheiten hierzu finden sich in dem nachfolgend abgedruckten Merkblatt der Arbeitsgruppe.

Merkblatt 2/Stand 04/98 der
**Landesarbeitsgruppe Borreliose und FSME
Baden-Württemberg e.V, c/o Landesgesundheitsamt,
Wiederholdstraße 15, 70174 Stuttgart**

Antibiotische Prophylaxe nach Zeckenstich – ja oder nein?

Grundlagen: Nach bisherigen Schätzungen (Literatur: *Magid*) hat man angenommen, daß nur einmal pro 100 bis 400 Zeckenstichen eine Borrelien-Infektion übertragen wird. Dabei wurde nicht unterschieden, ob die Zecken Borrelien enthalten haben oder nicht. So wurde bisher eine generelle antibiotische Prophylaxe nach Zeckenstich abgelehnt, weil man nach dieser Kalkulation bis zu 400 Patienten unnötig mit einem Antibiotikum hätte behandeln müssen, um eine einzige Infektion zu verhindern.

Nach neueren Untersuchungen des Hygiene-Instituts Heidelberg und des Landesgesundheitsamtes Baden-Württemberg muß dieses Problem differenzierter betrachtet werden. Hier wurde untersucht, ob die Zecken überhaupt Borrelien enthalten und wie oft die Infektion übertragen wird. Beide Arbeitsgruppen haben gefunden, daß die Übertragungsrate, bezogen auf alle Zeckenstiche, mit 2,6% gegenüber früheren Angaben nur wenig höher liegt; die Infektions-Übertragungsrate durch Zecken, die Borrelien enthalten haben, lag mit 25% jedoch ganz unerwartet hoch (*Maiwald* et. al., im Druck). Dies bedeutet, daß man bei Kenntnis des Status der Zecke (borrelienfrei/ borrelienhaltig) eine postexpositionelle antibiotische Prophylaxe neu überdenken sollte.

Neues Überdenken notwendig

Derzeit besteht keine Einigkeit hinsichtlich einer Antibiotikaprophylaxe nach Zeckenstich: Bei einem Experten-Meeting, das im März 1998 in Freiburg stattfand (Dtsch. med. Wschr. 123: 847–853 [1998]) war die Mehrzahl der Teilnehmer der Ansicht, daß eine Antibiotikabehandlung nur bei klinischen Symptomen einer Borreliose durchgeführt werden sollte; dies wurde mit dem Fehlen von Daten über die Häufigkeit von Spätkomplikationen nach Borrelien-Infektion begründet.

Angesichts einer hohen Übertragungsrate durch Borrelien-infizierte Zecken und angesichts der Tatsache, daß es im Rahmen der oben genannten Studie (*Maiwald* et al.) unter 20 Borrelieninfektionen zu zwei Neuroborreliosen kam, schlägt die LAG ein alternatives Vorgehen nach Zeckenstich vor:

■ Jede Zecke, die bei einem Menschen entfernt wird, sollte nach Möglichkeit auf Borrelien untersucht werden. Das Ergebnis sollte spätestens nach fünf Tagen vorliegen.

Für den Nachweis von Borrelien in Zecken gibt es verschiedene Verfahren:
Mikroskopischer Nachweis der Borrelien im Dunkelfeld. Hierbei wird der präparierte Mitteldarm der Zecke auf Borrelien untersucht.
Mikroskopischer Nachweis von Borrelien nach Immunfluoreszenz-Markierung (Direkter IFT): Hierbei werden die Borrelien mit einem Fluoreszeinfarbstoff markiert, so daß sie im UV-Licht deutlich sichtbar werden.
Borrelien-Nachweis durch Polymerase-Kettenreaktion (PCR): Hierbei werden definierte Abschnitte der Borrelien-DNA vervielfältigt und dann nachgewiesen.

Es muß betont werden, daß der Borrelien-Nachweis in Zecken keine Routineuntersuchung darstellt. Die Verfahren sind nicht standardisiert, es gibt keine käuflichen Testkits; derartige Untersuchungen sollten daher nur in Labors mit diesbezüglicher Erfahrung durchgeführt werden.

Nur in Fachlabors

Unter den Verfahren dürfte der mikroskopische Nachweis der Borrelien im ungefärbten Präparat die geringste Sensitivität aufweisen. Direkter IFT und PCR sind bei optimaler Durchführung diesbezüglich vergleichbar; die LAG favorisiert wegen ihrer Objektivierbarkeit die PCR. (Ein Merkblatt der LAG zur Technik der PCR wird derzeit vorbereitet.)

Achtung: Zeckenuntersuchungen auf Borrelien stellen keine Kassenleistungen dar! Verschiedene Labors sind aber bereit, die PCR-Untersuchung zum Selbstkostenpreis von DM 40,– anzubieten.

■ Werden Borrelien in der Zecke nachgewiesen, kann eine postexpositionelle antibiotische Prophylaxe erfolgen. Diese Prophylaxe sollte spätestens am fünften Tag nach Zeckenstich begonnen werden. Geeignete Präparate sind:

bei Erwachsenen: Doxycyclin, 2–3 × 100 mg täglich über 10 Tage
Azithromycin, 2 × 250–2 × 500 mg über 3 Tage
Amoxicillin, 3 × 750–3 × 1000 mg über 10 Tage

bei Kindern: Amoxicillin, 3×250–3×750 mg nach Körperge-
                        wicht über 10 Tage
                        Azithromycin, dosiert nach Körpergewicht über
                        3 Tage
bei Schwangeren: Amoxicillin

■ In einzelnen Fällen kann die PCR falsch-negativ sein. Wenn also trotz negativem Borrelien-Nachweis in der Zecke klinische Symptome auftreten, die auf Borreliose verdächtig sind, sollte in jedem Fall ein Arzt konsultiert werden.

■ Wenn trotz Prophylaxe Symptome einer Borrelien-Infektion auftreten (nach frühestens fünf Tagen Erythema migrans an der Stichstelle oder grippeartige Allgemeinsymptome), so sollte die Therapie auf 20 Tage verlängert werden.

■ Es ist zu empfehlen, drei Monate nach dieser Prophylaxe eine abschließende serologische und klinische Kontrolle vorzunehmen. Ist der Patient zu diesem Zeitpunkt beschwerdefrei und seronegativ, sind keine weiteren Maßnahmen erforderlich. Ist der Patient noch seropositiv, muß anhand des klinischen Befundes über die Möglichkeit einer nochmaligen Therapie entschieden werden.

Spezielle Literatur

Magid D., Schwartz B., Craft J., Schwartz J.S.: Prevention of Lyme disease after tick bites. A cost-effectiveness analysis. N. Engl. J. Med. 327(8): 534–541 (1992)

Maiwald, M. Oehme R., March O., Petney T.N., Kimmig P., Naser K., Zappe H.A., Hassler D., von Knebel Doeberitz M.: Transmission risk of Borrelia burgdorferi sensu lato from Ixodes ricinus ticks to humans in Southwest Germany. Epidemiol. and Infect. (1998, im Druck)

Steere A.C.: Lyme Disease. New Engl. J. Med. 321: 586–596 (1989)

Weber K., Pfister H.W.: Clinical management of Lyme borreliosis. Lancet 343 (8904): 1017–1020 (1994)

Weiterführende Literatur

Dedié K., Bockemühl J., Kühn H., Volkmer K.-J., Weinke T.: Bakterielle Zoonosen bei Tier und Mensch. Enke Verlag, Stuttgart (1993)

Hassler D. (Hrsg.): Fortschritte der Infektiologie: Lyme-Borreliose. MMV Medizin Verlag München (1992)

Hassler D.: Brennpunkt Infektiologie. Zett-Verlag, Steinen (2000)

Herzer P.: Lyme-Borreliose. Steinkopff Verlag, Darmstadt (1990)

Horst H. (Hrsg): Einheimische Zecken-Borreliose (Lyme-Krankheit) bei Mensch und Tier. Perimed Fachbuch-Verlagsgesellschaft, Erlangen (1991)

Krauss H., Weber A., Enders B., Schiefer H.G., Slenczka W., Zahner H.: Zoonosen. Deutscher Ärzte Verlag, Köln (1997)

Oschmann P., Kraiczy P.: Lyme-Borreliose und Frühsommer-Meningoenzephalitis. Uni-Med-Verlag, Bremen (1998)

Satz N.: Klinik der Lyme-Borreliose. Verlag Hans Huber, Bern (1992)

Sonenshine D.E.: Biology of Ticks. Oxford University Press (1993)

Süss J. (Hrsg.): FSME und Lyme-Borreliose. 3. Potsdamer Symposium. Weller-Verlag, Schriesheim (1995)

Weber K., Burgdorfer W. (Eds): Aspects of Lyme Borreliosis. Springer Verlag Berlin, Heidelberg, New York (1993)

.

Glossar

Adultstadium	Erwachsenen-Stadium
aerogen	über den Luftweg
Aerosol	Tröpfchen in der Luft
Analgetikum	»Schmerzmittel«
Anämie	Mangel an roten Blutkörperchen
Anamnese	Krankengeschichte
anästhesierend	schmerzdämpfend
Antigen	ein Stoff, den das Immunsystem als feindlich erkennt
Antikörper	Abwehrstoffe, die vom Immunsystem gebildet werden
Antikörper-Prävalenz	Prozentuale Häufigkeit von Antikörpern gegen einen bestimmten Erreger
Antikörper-Titer	Maß für die Menge von Antikörpern im Blut
Antipyretikum	fiebersenkendes Mittel
apathogen	keine Krankheit verursachend
Arthralgie	Gelenkschmerz
Arthritis	Gelenkentzündung
Bakteriämie	Bakterielle Erreger befinden sich im Blutkreislauf
Bakteriologie	Bakterienkunde
Chelizeren	schneidende Mundwerkzeuge der Zecken
Chitin	harte organische Substanz des Panzers von Insekten und Milben
Dengue-Fieber	grippeartige Virusinfektion mit Gliederschmerzen
Endemie	in der Bevölkerung ständig vorhandene Infektionskrankheit
Endemiegebiet	lokales Gebiet, in dem eine Infektion ständig auftritt
Endokarditis	Herzklappenentzündung
Endothelzellen	Zellen der inneren Zellschicht der Gefäße

Enzephalitis	Entzündung der Hirngewebe
Epidemiologie	Lehre von der Verbreitung von Krankheiten
Epstein-Barr-Virus	Erreger des Pfeifferschen Drüsenfiebers
Erythem	Rötung
Erythrozyten	rote Blutkörperchen
Exanthem	Hautausschlag
Gelbfieber	Virusinfektion mit Leber- und Nierenbeteiligung
gramnegativ	in der Färbung nach *Gram* keine Anfärbung
grampositiv	in der Färbung nach *Gram* Anfärbung
Granulozyt	Zelltyp der weißen Blutkörperchen
Hallersches Organ	Sinnesorgan von Zecken in den Vorderbeinen
Hämorrhagie	Blutung
Hepatitis	Leberentzündung
Hypostom	Stechwerkzeug von Zecken
Inkubationszeit	Zeit zwischen Ansteckung und Auftreten von Symptomen
intrazellulär	in der Zelle; intrazelluläre Erreger können nur innerhalb von Körperzellen leben
Karditis	Herzentzündung
Langerhans-Zellen	Immunzellen in der Haut
Letalität	Sterbewahrscheinlichkeit bei einer Erkrankung
Leukopenie	Mangel an weißen Blutkörperchen
Leukozytose	Anhäufung von weißen Blutkörperchen
Liquor	Hirnflüssigkeit
Lymphozyt	Zelltyp der weißen Blutkörperchen
Makrophage	Immunzelle, »große Freßzelle«
Manifestationsindex	Erkrankungsrate bei Infektion
Meningitis	Entzündung der Hirnhäute
Monozyt	Zelltyp der weißen Blutkörperchen = Makrophage
Myalgie	Muskelschmerz
Myelitis	Entzündung des verlängerten Rückenmarks
Mykologie	Pilzkunde
Myokarditis	Herzmuskelentzündung

Nephritis	Nierenentzündung
neurologisch	das Nervensystem betreffend
Nukleinsäure	Erbsubstanz im Zellkern
Nymphe	Entwicklungsstadium von Zecken
Ödem	Flüssigkeitseinlagerung im Gewebe
Parasitologie	Parasitenkunde
Parese	Lähmung
pathogen	krankheitsverursachend
Pedipalpen	Taster der Zecken-Mundwerkzeuge
Perikarditis	Herzbeutelentzündung
Petechien	punktförmige Blutungen
Plasmazellen	Zelltyp der weißen Blutkörperchen
Plegie	Lähmung
Pleozytose	erhöhte Zellzahl
Pneumonie	Lungenentzündung
Protein	Eiweiß
Protozoen	einzellige Organismen
Radikulitis	Entzündung der Nervenwurzel
Re-Infektion	erneute Infektion mit demselben Erreger
retikulohistiozytäres System	Teil des Immunsystems
Rezidiv	Rückfall einer Erkrankung (durch Erreger, die im Körper überlebt haben)
Screeningtest	Suchtest
Serokonversion	Wechsel von einem zunächst negativen zu einem positiven Bluttest auf Antikörper
serologische Untersuchung	Antikörperbestimmung im Blut
Seroprävalenz	prozentuale Häufigkeit von Antikörpern gegen einen bestimmten Erreger = Antikörper-Prävalenz
Serum	Blutflüssigkeit
Thrombopenie	Mangel an Blutplättchen
Thrombozyten	Blutplättchen
Transaminasen	Leberenzyme
Transfusion	Blutübertragung
transovarielle Infektion	Weitergabe von Erregern über die Eier
Vaskulitis	Gefäßentzündung
Vektor	Überträger von Infektionskrankheiten (z.B. Zecken, Stechmücken)
Virämie	Viren befinden sich im Blutkreislauf
Virologie	Virenkunde
ZNS	Zentralnervensystem

Stichwortverzeichnis